U0339697

干眼的成因与防治

沈爱明　花佳佳　编著

东南大学出版社
SOUTHEAST UNIVERSITY PRESS
·南京·

图书在版编目(CIP)数据

干眼的成因与防治/ 沈爱明,花佳佳编著. 一南京：
东南大学出版社,2015.12
ISBN 978－7－5641－6311－2

Ⅰ.①干… Ⅱ.①沈… Ⅲ.①干眼病-
病因-干眼病-防治Ⅳ.①R199.41

中国版本图书馆 CIP 数据核字（2015）第 319856 号

干眼的成因与防治

出版发行　东南大学出版社
出 版 人　江建中
社　　址　南京市四牌楼 2 号
邮　　编　210096
经　　销　江苏省新华书店
印　　刷　南京玉河印刷厂
开　　本　880mm×1230mm　1/32
印　　张　7.75　彩插 8 页
字　　数　220 千字
版 印 次　2015 年 12 月第 1 版　2015 年 12 月第 1 次印刷
书　　号　978－7－5641－6311－2
定　　价　25.00 元

＊本社图书若有印装质量问题,请直接与营销部联系,电话:025-83791830

前　言

　　干眼(dry eye)是由于泪液的量或质或流体动力学异常引起的泪膜不稳定和(或)眼表损害,从而导致眼不适症状及视功能障碍的一类疾病。目前世界范围内干眼发病率在 5.5%～33.7% 不等,其中女性高于男性,老年人高于青年人,亚洲人高于其他人种。我国该病发生率在 21%～30%。预防控制干眼的发生发展是一个重大的医学科学问题和重要的社会任务。眼科等医学科技工作者更应有紧迫感和使命感,要积极行动起来,进行干眼发病机制和防控方法的研究和探索。

　　笔者多年来一直从事中医临床与教育工作,近年开始关注中西医结合治疗干眼的研究,取得了一定的可喜成绩。本书是在紧张的工作之余,查阅大量的干眼研究文献,认真探索干眼的发病机制和防治方法,总结了近年国内外对干眼研究的最新资料。书中的火龙疗法治疗干眼是理论与实践的总结。本书全面系统地分析了干眼的病因、病机、治疗和预防,介绍了简便易行、经济安全的防治方法,为有效防治干眼病作出了努力与有益的尝试。

目 录

第一章　干眼的定义和分类

一、定义

干眼(dry eye)是由于泪液的量、质或流体动力学异常引起的泪膜不稳定和(或)眼表损害,从而导致眼不适症状及视功能障碍的一类疾病。

我国临床出现的各种名称(如干眼病、干眼及干眼综合征等),均于2013年"中华医学会眼科学分会角膜病学组"编写的《干眼临床诊疗专家共识(2013年)》中统一称为干眼。

该病可引起丝状角膜炎、角膜溃疡、角膜表面磨损等并发症,严重者可致角膜混浊,甚至视力丧失。

二、分类

目前国际上尚无统一的干眼分类标准。干眼发病机制的复杂性是目前分类尚不完善的重要原因。参考目前的分类方法,2013年"中华医学会眼科学分会角膜病学组"对我国现有基于眼表面泪膜结构与功能的干眼分类标准进行了改进,作如下分类。

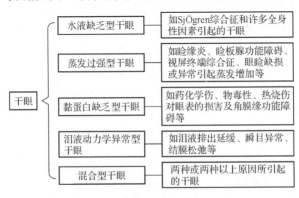

图1-1　干眼的分类

1. 水液缺乏型干眼 由于水液性泪液生成不足和(或)质的异常而引起该型干眼。如 SjÖgren 综合征和许多全身性因素引起的干眼。

SjÖgren 综合征(简称 SS)是一种自身免疫性疾病,主要表现在外分泌腺的进行性破坏,导致黏、结膜干燥,并伴有各种自身免疫性病症。病变如限于外分泌腺本身者称原发性,若同时伴有其他自身免疫性疾病(如常见为类风湿关节炎),则称之为继发性。自 1882 年 Mikulicz 首先报道了 1 例泪腺和唾液腺肿大的病人,发现其组织学上的变化为腺体中腺泡萎缩,腺体组织不同程度地为淋巴细胞和网状细胞所替代,并出现灶性淋巴,在淋巴细胞浸润的过程中有散在的上皮肌岛存在。1952 年 Godwin 以组织上的变化来命名,称之为"良性淋巴上皮病变",但由于少数可以恶变,故后又改称为"淋巴上皮病变",由于"Sjögren 综合征"的病理组织学上的变化与之类似,故现为了避免命名上的混淆,已不提及 Mikulicz 病及淋巴上皮病变,而由原发性 Sjögren 综合征及继发性 Sjögren 综合征所替代。

2. 蒸发过强型干眼 由脂质层质和(或)量的异常而引起,如睑缘炎、睑板腺功能障碍、视屏终端综合征、眼睑缺损或异常引起蒸发增加等。

(1)睑缘炎:睑缘炎是睑缘皮肤、睫毛毛囊及其腺体的亚急性、慢性炎症。睑缘部位富于腺体组织和脂肪性分泌物,易沾染尘垢和病菌致感染。临床上分三型:鳞屑性、溃疡性、眦部睑缘炎。鳞屑性者为睑缘湿疹皮炎,由腺体分泌过多继发感染引起。溃疡性者是睫毛毛囊和睑缘皮肤受葡萄球菌感染所致。眦部睑缘炎为摩-阿(MorAx-Axenfeld)氏双杆菌所致。此外,也与核黄素缺乏、慢性全身疾病有关。睑缘炎一般病程较长,坚持用药疗效尚好。睑缘炎的发病诱因为理化因素、屈光不正、不良卫生习惯等。

临床表现为:眼睑部有烧灼感,可有刺痒、刺痛。鳞屑性者睑缘发红,睫毛根部可见鳞屑或痂皮,睫毛易脱,能再生;溃疡性者有出血性溃疡及脓疱,日久睫缘肥厚,秃睫或睫毛乱生;睑缘炎者眦部皮肤浸渍或糜烂,常合并眦部结膜炎。

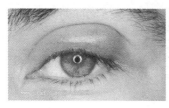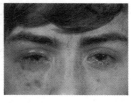

图 1 - 2　睑缘炎(见彩图)

图片来自:http://www.wfas.org.cn/tcmtools/base/zhenliao/wuguan/371.html

（2）睑板腺功能障碍:睑板腺功能障碍(meibomian gland dysfunction，MGD)是一种慢性、弥漫性睑板腺异常，以睑板腺终末导管阻塞和(或)睑板腺分泌物的质量和数量改变为特征，可引起泪膜异常、眼部刺激症状、炎症反应以及眼表疾病。

MGD 的常见症状包括眼干、眼痒、烧灼感、异物感、视力波动和视物模糊等。由于很多眼表疾病都具有相似表现，使主观症状的诊断价值并不高，因此患者的客观体征对确定诊断显得尤为重要。典型体征可分为三大类:

1）睑缘形态变化，如睑缘肥厚、新生血管、腺体消失、后睑缘扭曲等，可以采用裂隙灯检查法直接观察。

2）睑板腺分泌异常，包括分泌物的质量和数量两方面的改变。可在裂隙灯显微镜下挤压睑板腺以观察睑板腺的分泌情况。挤压时应以下睑板为主。正常情况下睑板腺分泌物应清亮透明，若分泌物呈现混浊或颗粒状甚至牙膏状，则属分泌物异常。除了分泌物的质量，对分泌物的数量也应加以评估。国际评价标准为睑板中央 5 条腺体均有分泌物排出者为正常;1 或 2 条腺体无分泌物排出者为轻度异常(1分);只有 1 或 2 条腺体排出分泌物者为中度异常(2分);5 条腺体均无分泌物排出者为重度异常(3分)。一般而言，重度 MGD 表明睑板腺已萎缩。

3）睑板腺缺欠。检查时需借助一种特殊的红外线扫描系统(安装在裂隙灯显微镜的红外光源)，通过透照法观察结膜面睑板腺的形态和分布。正常情况下应清晰可见白色细长条状腺体分布均匀，腺体从睑缘一直延伸至近穹隆部。若局部无睑板腺显示，则表明该处的睑板腺缺失。睑板腺缺失是 MGD 的一个重要诊断依据,但并非诊断的必要条件。

2011 年 MGD 国际研讨会建议,发现睑板腺体缺如、睑缘及开口异常、睑板腺分泌物数量和质量改变等任一种体征,即可以诊断为 MGD。

MGD 分为低分泌型和高分泌型两大类。低分泌型又进一步分为原发性分泌不足和阻塞性分泌不足即阻塞性睑板腺功能障碍(obstruction meibomian gland dysfunction,O-MGD)。阻塞性分泌不足中还有瘢痕性和非瘢痕性两个亚类。高分泌型主要是睑板腺皮脂溢。

(3) 视屏终端综合征:视屏终端(visual display terminal,VDT)综合征,是指由于长时间在视屏终端前操作和注视荧光屏而出现的一组无特征的症状,包括头痛、头晕、额头压迫感、恶心、失眠或恶梦、记忆力减退、脱发等神经衰弱综合征,麻木、感觉异常及震颤、有压痛以及腰背部酸痛不适等肩颈腕综合征,干眼、视疲劳、眼部发痒、烧灼异物感、视物模糊、视力下降、眼部胀痛、眼眶痛等眼部症状,以及食欲减退、便秘、抵抗力下降等,甚至对内分泌系统产生一定影响等。在其所有症状中,眼部症状出现的概率最高,然后依次是颈肩部、背部和手臂。

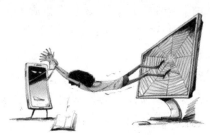

图 1-3 视屏终端综合征

图片来源:http://www.studentboss.com/html/news/2015-05-25/159449.htm

早在 1990 年意大利学者 Rechichi 等就提出了计算机视觉综合征(computer vision syndrome,CVS)的判断标准:计算机终端操作者出现眼痛、畏光、流泪、眼部针刺感、视物模糊、复视、频繁眨眼、眼皮沉重感、头痛、恶心 10 个症状中的 2 个或 2 个以上即可判定为 CVS。

临床客观检查的干眼的阳性率明显低于 CVS 的发生率。视屏终端干眼仅是 CVS 中的一部分。

3. 黏蛋白缺乏型干眼　为眼表上皮细胞受损而引起，如药物化学伤、化学物毒性、热烧伤对眼表的损害及角膜缘功能障碍等。

4. 泪液动力学异常型干眼　由泪液的动力学异常引起，如泪液排出延缓、瞬目异常、结膜松弛等。

5. 混合型干眼　为以上两种或两种以上原因所引起的干眼，是临床上最常见的干眼类型。

第二章 与干眼相关的眼的解剖与生理

第一节 眼的解剖学知识

一、眼睑

1. 眼睑的形态特点 眼睑分上睑和下睑两部分,它是保护眼球的屏障,能使眼球免受外伤或强烈光线的刺激,也能帮助瞳孔调节照入视网膜的光线。上下睑于内外两端互相遇合,内侧遇合处称内眦,外侧遇合处称外眦。上下睑缘之间的空隙称睑裂。国人睑裂测量:睑裂长度即一眼内外眦间的距离,男性平均长度为28.30 mm,女性平均长度为27.14 mm,总平均长度为 27.88 mm。睑裂高度即当注视正前方时,上下睑缘中心点之间的距离,男性平均高度为 7.66 mm,女性平均高度为 7.42 mm,总平均高度为7.54 mm。

2. 眼睑的组织结构

(1) 皮肤:为全身皮肤最薄部位之一,厚度为 0.4～0.6 mm,它薄而纤细,表皮角化少。眼睑血管十分丰富,因此生活力很强,抗感染能力也很强。

(2) 皮下结缔组织层:该层皮下组织非常疏松,大多不含脂肪组织,它藉结缔组织索与下方的眼轮匝肌联系,但于内外眦部则与下方的内外眦韧带相连结。鉴于上述特点,眼睑皮肤能在眼轮匝肌表面自由滑动,便于眼睑轻巧灵活地活动。皮下组织浅部含有毛囊、汗腺、皮脂腺等皮肤附件和色素细胞、肥大细胞、浆细胞等。

(3) 肌层:包括眼轮匝肌、上睑提肌和 Muller 肌。

眼轮匝肌:它是一薄层环形肌肉纤维,环绕睑裂作同心圆排列,眼轮匝肌覆盖全部眼睑、部分额部和面部,上方达眉部,下方至鼻翼水平,颞侧至头侧方的前端,鼻侧不超过鼻骨基底部。

（4）肌下结缔组织层

1）深层致密结缔组织,由纤维结缔组织构成,它联系眼轮匝肌和睑板、眶隔。该层内有丰富的血管和神经通过。

2）眦韧带

内眦韧带:是一束较宽的结缔组织条带,与上下睑板的鼻侧端连接,内眦韧带起于上颌骨额突。它分两部分,深部的稍薄,向泪囊窝后方行进,止于泪后嵴。浅部则止于泪前嵴,它是部分眼轮匝肌的起点。

外眦韧带:较内眦韧带单薄,起自上颌骨颧结节,止于上下睑板的外端,前面与眼轮匝肌、眶隔融合,外眦部出现眼睑外侧水平线。后面与外直肌节制韧带相连,上缘与上睑提肌外侧角联系,下缘和 Lockwood 悬韧带连接。

（5）眶隔:它是眼睑与眼眶间的隔障,是一层富有弹性的结缔组织膜,许多血管神经在此通过。眶隔周围与眶缘的骨膜相延续,上方与上睑提肌腱膜融合,内侧则附着于泪前嵴与内眦韧带的深部关系密切,外侧较浅与外眦韧带和眼轮匝肌相接。眶隔并不是一种固定而坚硬的组织,乃是参与眼睑所有运动的、可活动的薄膜。它由两层组成,其纤维为弧形,几乎互成直角交错。外侧的眶隔较内侧的厚而紧固,上方较下方厚而坚固。

（6）睑板:由致密结缔组织和睑板腺构成。上睑的睑板大,略呈半月形。下睑的睑板较小,呈长方形。睑板向前隆起,后面则呈凹面,与眼球的前表面弧度一致,长29 mm,厚1 mm。睑板颞侧距Whitharral 眶外结节7 mm,鼻侧距泪前嵴9 mm。上睑板中央部男性宽8～10 mm,占82.5％,最宽的可达11 mm;女性宽6～8 mm,占88.5％。睑板周围与眶隔延续,后面衬以睑结膜,前面覆盖眼轮匝肌,上睑板上缘有上睑提肌纤维和 Muller 肌附着。下睑板下缘也有睑板张肌附着,内外两端则与内外眦韧带连接。

1）睑板腺:1666 年,睑板腺由德国解剖学家 Meibom 首次报道发现,并以他的名字命名。睑板腺作为全身最大的皮脂腺,分布于上、下睑板层,上睑 30～40 个,下睑 20～30 个,与睑缘呈垂直方向排列,不与毛囊接触,腺体包括腺泡体和与之相连的引流管,由一个中央导管贯穿整条腺体,近开口处为末导管,腺体开口于睑缘后唇的皮肤黏膜交界处。睑板腺合成脂质成分,称为睑脂,并以全质分泌的方式排放至腺管,睑板腺外围有眼轮匝肌包绕,瞬目时肌纤维收缩是睑脂排出的主要动力,终末导管周围的 Riolan 肌收缩协助脂质排出,也有学者认为 Riolan 肌在瞬目时舒张,睑脂可以顺利通过导管排出,而其收缩时防止睑脂流失,起到调节睑脂分泌的作用。睑脂进入泪河后均匀分布至泪膜表面,构成泪膜的脂质层,具有重要的生理功能,包括:屈光;防止泪液外流;减少泪液蒸发;防止泪膜受到皮脂的污染;在眼睑间形成水密层,在睡眠时封闭闭合的睑裂;维持泪膜的稳定性;阻隔病原微生物等。当睑板腺及其功能异常时,可使泪膜脂质层受损,造成蒸发过强型干眼(图2-1)。

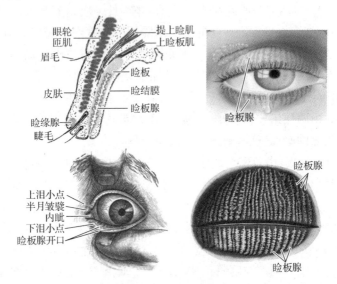

图 2-1 睑板腺(见彩图)

图片来源:http://www.shw365.comjkzlzjft/201211/97687.html;
http://test.xm2009.com/wwzz/xmgyw/news.asp? aid=406

睑板腺并非单一腺体。腺体之间相互平行,由穹隆部走行至眼睑,开口于睑缘处。单一睑板腺具有三个主要结构:腺泡、连接导管及中央导管。从形态上,犹如一串饱满的葡萄,葡萄粒儿通过各自的分枝挂在葡萄茎上(图2-2);而从功能上,就像是一条条井然有序的生产线,源源不断地制造产品。

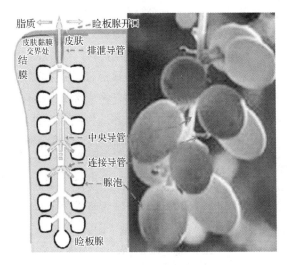

图2-2 腺泡

图片来自:http://test.xm2009.com/wwzz/xmgyw/news.asp? aid=406

　　腺泡:呈圆形,直径为150～200 μm,是生成脂质的源头,其功能主要来自于腺泡壁上的基底细胞,这些细胞具有不断分裂产生新细胞的能力,就像是车间里的一台台"生产机"。被"生产"出来的细胞叫做"睑板腺细胞",这些"初产品"在生产后随着流水线慢慢被运送至连接导管处。

　　连接导管:连接导管短而细,管径30～50 μm,长度约150 μm,两端分别连接于腺泡和中央导管。在形态上,连接导管犹如葡萄的分枝一样,将一颗颗"葡萄粒儿"与"葡萄茎"相连;而在功能上则像一条条运输加工管道,睑板腺细胞通过管道时,由于管道的狭窄而相互挤压破裂,丰富的细胞内液被释放,连同细胞碎片一起从管道的另一端流入中央大导管,最终形成睑板腺液(脂质)。至此,睑板腺细胞由产生、成熟到破裂形成脂质的整个生产加工过程已经全部完成,在导管内储存的脂质随时可以向外运送至睑缘发挥

9

作用。

中央导管与睑板腺开口：中央导管如同产品向外界的运送通道，是产品供给的唯一途径。中央导管管径为 $100\sim150\ \mu m$，长度在 $2.0\sim5.5\ mm$ 不等，它收集并储存来自各个"车间"生产的脂质，并深至浅斜行通向目的地——"睑缘"。

在睑板腺开口睑缘处的上皮细胞有三种组织类型，位于眼睑内侧为睑结膜上皮组织，位于眼睑外侧与外界接触的则为皮肤上皮组织，两种上皮组织交界处形成一移形带，在裂隙灯弥散光下呈一条沿睑缘走行的灰色线，并能被荧光素着色，临床上称为"灰线"。健康人的睑板腺开口扁平而整齐地排列于灰线的外侧（眼睑皮肤侧）。这几种结构的正确排列确保了在脂质分泌至睑板腺后能够正常发挥作用。

睑板腺有丰富的交感与副交感神经支配。同时，睑板腺是雄激素的靶器官之一，睑板腺腺体含有雄激素受体 mRNA，雄激素缺乏可能会导致脂质异常与蒸发过强型干眼。

2）脂质的运送：如果说正确的解剖结构像是睑板腺大工厂内部的布局设计，是脂质生产运送的一个必要因素，那么促进脂质向外分泌的动力就如同工厂的电力供应，同样是睑板腺发挥功能的一个必不可少的条件。这个动力来源于睑板腺液的持续堆积力以及腺体附近的两组肌群的协同作用力。

每个独立的睑板腺有 $10\sim15$ 个腺泡，在腺泡中每时每刻都有无数个睑板腺细胞被身后的细胞推至连接导管处，破裂而形成睑板腺液（脂质）流入中央导管。这样越来越多的脂质在中央导管内蓄势待发，形成一种持续而缓慢的堆积力（图 2-3 示"①堆积力"）。

在睑板腺周围，分布有两组重要的肌群，一组来源于眼轮匝肌睑部，其位置平行于睑板腺体与眼睑皮肤之间，围绕眼睛呈圆轮状走行，当其收缩时能够协助完成闭眼动作，同时向内挤压睑板腺体（图示"②眼轮匝肌"）；而在靠近睑板腺开口下方的腺管周围并无眼轮匝肌分布，取而代之的是 Riolan's 肌群（也有人称为"眼轮匝肌睫部"），其环绕分布于各个睑板腺开口下方的中央导管周围，当收缩时便将睑板腺开口扎紧封闭，使脂质无法流出（图 2-3 示"③

里奥郎氏肌")。

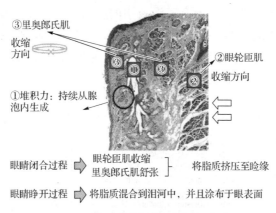

③里奥郎氏肌
收缩方向

②眼轮匝肌
收缩方向

①堆积力：持续从腺泡内生成

眼睛闭合过程 ⟹ 眼轮匝肌收缩
里奥郎氏肌舒张 } 将脂质挤压至睑缘

眼睛睁开过程 ⟹ 将脂质混合到泪河中，并且涂布于眼表面

图 2-3　脂质的运送

图片来自:http://test.xm2009.comwzzxmgyw/news.asp? aid=406

　　这样,在人瞬目的前半段(闭眼的过程),眼轮匝肌收缩,压迫存积于中央导管内的脂质向外分泌,而 Riolan's 肌群则处于松弛状态,睑板腺口开放,使脂质顺利分泌至睑缘外;在瞬目的后半段(睁眼的过程),眼轮匝肌松弛、Riolan's 肌群收缩,使睑板腺开口关闭,管腔内压迫状态解除而形成轻微负压,既促进腺泡内的脂质转化及分泌,又阻止多余的脂质流出。

　　3) 脂质的成分及作用:正常情况下由泪腺分泌的泪液在上下睑缘处形成高度约 0.2 mm 的泪河,而睑板腺开口位置便在靠近泪河的外侧。每一次瞬目动作,眼睑能够在闭眼时将分泌至睑缘的脂质快速地混入泪液中,并在睁眼过程将泪液涂布于整个眼表上皮表面,而余下的泪液则暂时停留在睑缘处形成泪河(图 2-4)。

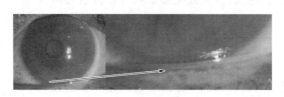

图 2-4　泪河(见彩图)

图片来自:http://test.xm2009.comwzzxmgyw/news.asp? aid=406

　　脂质的成分丰富(图 2-5),以胆固醇及蜡质居多,这些成分使

脂质的溶解温度在 28～32℃，而眼睑正常温度为 35～37℃，因此足以维持其液态形式。混合于泪液中的脂质通常位于最外层，形成一层薄薄的脂质层，一方面能够使涂布于眼表上皮细胞的泪液趋于稳定，另一方面能够降低泪液的蒸发速率，保持眼表湿润，以维持眼表各个组织的正常生理功能。

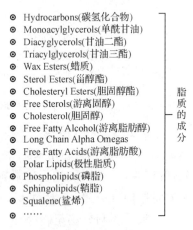

图 2-5　脂质的成分

图片来自：http://test.xm2009.comwwzzxmgyw/news.asp? aid=406

(7) 睑结膜层：睑结膜是覆盖于眼睑内面的结膜，起于睑缘，止于穹隆部结膜，可分为三部分。

1) 睑缘部结膜：该部为皮肤与结膜的移行部分，由复层上皮组成。睑缘结膜起自睑后缘，向后方延伸约 3 mm 达到一浅沟，称为睑板下沟，睑板下沟为血管穿过睑板分布于结膜的位置，另外此沟也是临床上易存留异物的地点。

2) 睑板结膜：上睑睑板部结膜与睑板紧密相连，但下睑睑板部结膜仅 1/2 与睑板相连。因该部分结膜薄而透明，故临床上常可透见结膜下面的睑板腺，为相互平行并与睑缘垂直排列的黄色线条。

3) 眶部结膜：起自睑板上缘，止于穹隆部结膜，其下面为 Muller 氏肌。该部结膜组织较睑板结膜略厚且粗糙疏松，其表面有横向皱襞，开睑时皱襞加深，闭合时皱襞几乎变平。

(8) 睑缘：眼睑的游离缘称睑缘，长 25～30 mm，宽约 2 mm。

睫毛无立毛肌，毛囊附近有变态的皮脂腺 Zeiss 腺和变态的大汗腺 Moll 腺。

二、泪膜的结构、功能与特征

泪膜(tear film)为覆盖眼球表面的一层液体薄膜。厚约9 pm，对角膜、结膜起着滑润及保护的作用。

1. 泪膜的结构 泪膜由外向内分为三层。

(1) 脂质层：为泪膜的最外层，主要由蜡质、胆固醇、磷脂、甘油三酯等组成。为睑板腺、Zeiss 腺、Moll 腺所分泌。厚一般为 0.1～0.2 pm。在正常体温度下呈液态，可防止泪液蒸发。

(2) 泪水层：为泪膜中层，是三层中最厚的一层，其厚度为 6～7 pm。主要由水、无机盐、有机物、免疫球蛋白、溶菌酶等组成，是由主、副泪腺细胞分泌。

(3) 黏液层：为泪膜的内层。覆盖于角膜上皮表面，为黏多糖等构成。此层最薄，为 0.02～0.05 pm。主要由结膜上皮杯状细胞分泌，部分由主泪腺分泌。黏液层呈半固体状态，具有高度的亲水性，在角膜上皮层和泪膜的泪水层之间形成亲水界面，起到营养、保护角膜及平滑角膜表面的作用。

其实泪膜的三层并没有清晰的界线，它们都是呈渐变的。

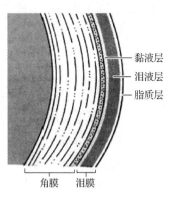

图 2-6 泪膜

图片来自：http://www.eyenet.com.cn/columns/news/13533.html

2. 泪膜的功能 泪膜除了保持眼球的湿润外，还有一个很重要的作用,就是改善眼睛的屈光系统。角膜是眼球的屈光系统中最主要的部分之一,但没有泪膜的角膜是不光滑的,这时看东西就会变得模糊不清。当角膜上有泪膜时,泪液可以填平角膜上的一些细小的擦痕,使角膜变得光滑,视物时也就会更清楚。泪膜在眼球上的分布也不是均匀的,而是角膜处最厚,在接近睑缘时最薄,因此在角膜前就形成一理论上的"凹凸透镜",改善眼睛的屈光性能。当上、下眼睑闭合时,泪膜慢慢增厚,上、下眼睑闭合到 2 mm时,泪膜就形成一细长的"凹凸形的柱镜",透过它看东西可以变得清楚一点。我们常看到,有人有近视或散光时,常会眯起眼来看东西,就是与此有关。此外泪膜还向角膜提供必需的营养物质。泪膜的功能归纳起来有如下 4 点:

(1) 冲刷清洁角膜表面,去除异物与微生物;

(2) 防御致病微生物的侵袭;

(3) 营养润滑眼球表面;

(4) 提高角膜的光学性能。

3. 泪膜的相关特性

(1) 泪膜的稳定性:正常情况下,泪膜保持着稳定的结构,不受重力作用的影响。这主要取决于角膜上皮黏多糖的含量及泪膜黏液层情况。

(2) 泪膜的完整性:泪膜在正常情况下保持完整。主要表现在每隔 5～10 秒瞬目一次的短暂间歇内,泪膜不会出现破裂。这取决于泪膜泪水层的厚度。

(3) 泪膜的均匀性:泪膜在整个角膜表面保持均匀的厚度。在结膜囊内滴一滴萤光素,可见其向各方向扩散而不发生向下流动的现象。这一特性的完成主要靠黏液层的完整。

(4) 泪膜的亲水性:泪膜是由脂质、水及黏液组成的,黏液呈半固体状态,具有较高的亲水性,这有利于泪水的均匀分布。

第二节　眼泪

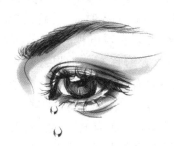

图 2-7　眼泪

图片来自：http://bbs.0470a.com/thread-49906-1-1.html

人类学家发现，在种类众多的灵长类动物中，人类是唯一会哭泣流泪（图 2-7）的成员。流泪是人们与生俱来的简单行为，无需学习，人人都会，就像心脏搏动、肾脏排泄一样本能，像叹息、打喷嚏一样自发。那么，人为什么要流眼泪？流泪对于人体有什么作用？有什么意义？这个问题看似简单，却是长期以来使研究者们深感困惑的一个难题。进化论的创始人查理·达尔文曾经这样推测：流泪是某种进化的"遗迹"，与进化过程中的生存竞争没有关系。哭泣时，眼睛周围的微血管会充血，同时小肌肉为保护眼睛而收缩，于是导致泪腺分泌眼泪。达尔文认为，对于人体来说，眼泪本身是没有意义的"副产品"。

美国人类学家阿希莱·蒙塔戈的观点与达尔文截然相反。他认为，流眼泪对人体具有益处，这种益处在进化中有一定影响，因而能通过自然选择被一代一代地保存下来，人类会流泪正是适者生存的结果。他举例说：眼泪中含有溶菌酶，这是人体一种自卫物质，它能保护鼻咽黏膜不被细菌感染。观察表明，没有眼泪的干哭很容易使鼻咽黏膜干燥而受感染。

今天，越来越多的学者赞同蒙塔戈的观点，相信流泪行为对人体可能具有某些益处，美国明尼苏达大学心理学家威廉·佛莱从心理学和生物化学的角度对流泪行为进行了比较全面的研究。他把流泪分成反射性流泪（如受到洋葱刺激）和情感性流泪。在 5 年时间里,威廉·佛莱研究了数以千计的流泪"志愿"受试者。他的统计表明,在一个月时间内,男人哭泣流泪的次数很少超过 7 次,而女人则在 30 次以上。绝大多数受试者每次哭泣流泪时间为 1～2 分钟,偶然有持续哭泣达 1 小时 40 分钟的"纪录"。晚上 7～10 点,同家人亲朋相聚,或者在看电视时,是情感性流泪发生频率最高的时间。根据自诉,大约有 45％的男人经常在一个月之内没有哭过一次。而女人中只有 6％的人可能在一个月中一次不哭。女人 40％的哭泣是由于争论、婚姻、爱情和其他人际关系。男子因为人际关系哭泣的只占 36％,而为电影、电视、书本内容和不明原因的忧郁流泪的比例明显高于女子。佛莱用特制的小试管收集受试者的眼泪,对眼泪样品进行分析测试。他发现,情感性流泪的泪水中含蛋白质较多,而反射性流泪的泪水中含蛋白质较少。在这些结构复杂的蛋白质中,有一种据测定可能是类似止痛剂的化学物质。根据这一结果佛莱推测,流泪可能是一种排泄行为。能排除人体由于感情压力所造成和积累起来的生化毒素,这些毒素如果不通过流泪排出,留在体内将对健康不利。情感性流泪排泄毒素,使流泪者恢复心理和生理上的平衡,因而对健康有益。然而,通过眼泪排出的究竟是什么成分的毒素?眼泪中所含的又有哪些功能不同的蛋白质?它们是如何产生,怎样代谢的?这些连佛莱本人也不清楚。搞清楚这些问题,将能帮助人们判断佛莱的学说是否正确。

那么,为什么灵长类动物中唯独人类会流泪呢?对于这一点,研究者们长期以来似乎一直找不到比较合理的解释。1960 年,英国人类学家爱利斯特·哈代教授提出轰动一时的海猿假说。以往的人类起源理论都认为,人类诞生的舞台是森林草原。而哈代提出,在人类进化历史中,存在着一段几百万年的水生海猿阶段。这一特殊的阶段在人类身上至今留有深刻的印记,留有解剖生理方面的痕迹。这些特征,在别的陆生灵长类动物身上都是没有的,而在海豹、海狮等海洋兽类及海鸟身上却同样存在。例如,人类的泪腺会分泌泪液,泪水中含有约 0.9％的盐分,这一特殊的生理现象也是海兽的特征,是古老的海猿阶段留在人体上的痕迹。在缺少盐分的陆上进化发展的动物,是不可能产生这种"浪费"盐分的生理特征的。哈代教授的海猿假说在刚提出时曾被视为"异想天开"。然而,随着时间的推移,这一假说并没有被驳倒,相反,相信这一假说的研究者越来越多。1983 年,澳大利亚墨尔本大学生物学家彼立克·丹通教授研究比较了人类和其他哺乳动物控制体内盐平衡的生理机制,他的研究也提示:人类的流泪可能起源来自海兽泪腺的泌盐机制。海猿学说也许是目前唯一能解释人类流泪起源的学说。然而,由于这一学说目前还缺乏可靠的化石依据,尚未被多数人类学家所接受。作为一种人类起源进化的假说,海猿学说有待进一步完善。

下面,我们简单认识一下"眼泪"。

一、眼泪的代谢

眼泪来自于泪腺。

泪腺是由细管状腺和导管组成,它就是分泌泪液的器官。泪腺位于眼眶外上方泪腺窝里,分为上下两个部分:上部为眶部,也叫上泪腺,较大,形态很像杏仁,大约 12 mm×20 mm;下部为睑部,也叫下泪腺,较小。泪腺有 10～12 条排泄管,泪液产生后就由这些排泄管排出。在正常情况下,泪腺在白天分泌 0.5～0.6 ml 的泪液,起湿润眼球的结膜和角膜的作用,而在人睡觉时,则停止分泌泪液。

泪液是一种弱碱性的透明液体,其中 98.2% 是水,其余为少量无机盐和蛋白质,还有溶菌酶、免疫球蛋白 A、补体系统等其他物质。

眼泪产生后,通过泪道排泄。泪道由泪小点、泪小管、泪囊和鼻泪管组成。泪小点在上、下眼睑缘内侧各有一个,眼泪由泪小点进入像下水道一样的泪小管,通过长约 10 mm 的泪小管进入泪囊,泪囊专门是用来收集和贮存泪液的,防止泪液外流。泪囊大小大约为 12 mm×6 mm,泪囊的下方有一根长 12～24 mm、直径 3～6 mm 的管子直通鼻腔,这就是鼻泪管,泪囊中的眼泪通过鼻泪管进入鼻腔。所以当我们点眼药水时,要用手指按住鼻根部,就是为了防止眼药水通过鼻泪管流入鼻腔(图2-8)。

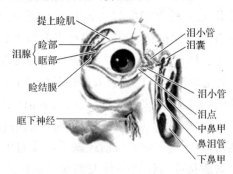

图2-8 眼泪代谢的相关结构(见彩图)

图片来自:http://www.cnophol.com/eyes/201205/20120506102402.html

眼泪并不完全表示情绪的变化。当我们眼睛中落入灰尘等异物时,就会产生大量的眼泪,把异物冲出来。眼泪中除大量的水外,还有溶菌酶、免疫球蛋白、补体系统、乳铁蛋白、β-溶素等,它们具有抑制细菌生长的作用。因此眼泪还有另外一个非常重要的功能——防卫。另外,眼泪还能湿润眼球表面,湿润结膜囊,改变角膜的光学性能。

二、泪液分泌的生理基础

泪液的产生是靠神经反射来完成的,来自于眼表和鼻黏膜的刺激,经第五脑神经传入中枢,产生的反射经传出神经到达泪腺,引起泪液分泌。情感刺激产生的神经冲动也加入到这一反射环中。另外,眼表的慢性刺激等原因,可产生慢性的神经冲动,增加泪液分泌。泪液是靠瞬目运动分布于眼表。瞬目还可以使睁眼时由于环境污染、水分蒸发而破坏的泪膜进行修复与重建。

1. 泪液分泌的神经调节 首先角膜存在有大量的感觉神经末梢,可以敏锐地感觉各种刺激,产生神经冲动并向中枢传导。同时主、副泪腺,分泌黏液的细胞和睑板腺又都有丰富的神经支配,如泪腺主要是副交感神经(释放介质是乙酰胆碱和血管活性肠肽)、较少的交感神经(去甲肾上腺素)和感觉神经(抑钙素基因相关的多肽和P物质)。释放的乙酰胆碱刺激泪腺分泌水、蛋白质和电解质;在结膜上皮基底膜含量丰富的血管活性肠肽,刺激杯状细胞合成和分泌黏液。有学者认为:泪腺分泌功能下降不是神经支配的丧失,而很可能是炎症导致功能阻滞,或介质释放阻滞,或细胞对介质反应的阻滞。

2. 内分泌激素调节　虽然激素对泪腺分泌调节机制还不是很清楚,但性激素对分泌确有重要影响,特别是雄激素对泪腺的形态、生理和免疫都有调节作用。其他还有黄体生成素、卵泡刺激素、泌乳素、甲状腺刺激素、孕激素、雌激素等,对正常和病变泪腺似乎也都有作用。情绪和更高级的脑皮层活动也会影响泪液分泌。大多数自主性副交感神经冲动和疼痛也可刺激泪液产生。人睡眠时泪液产生明显减少,泪液流动几乎降到零,即是佐证。

三、正常泪液动力学的相关认识

1. 泪液构成　泪液由睑板腺分泌的脂质、泪腺及副泪腺分泌的水样液和眼表上皮细胞分泌的黏蛋白组成。

2. 泪液分布　瞬目(眨眼)动作使泪液扩散至整个眼表面,其依赖瞬目反射弧的完整,包括正常的角膜知觉、眼睑解剖结构及第Ⅴ、Ⅶ脑神经的支配。如果瞬目频率减少,或者瞬目不完全(眨眼时上下眼睑没有完全闭合)也会造成角膜干燥。有个成语叫做"目不转睛",人在精力高度集中的时候眼睛会一动不动,眨眼次数也会明显减少,另外,更重要一点,人们在使用电脑、电视、手机、PSP等视频终端的时候也会瞬目减少,有数据显示正常每分钟眨眼15次左右,而在使用电脑时减少为5次/分钟左右。这就是很多写字楼白领经常感觉眼睛干涩的原因。

3. 泪液蒸发　部分泪液自眼表面蒸发,而脂质层在调节正常蒸发过程中起重要作用。我们只能做到尽量减少蒸发速度。泪水的蒸发和风、温度及脂质层有关。经常户外作业、高温、空调环境均会加速泪液蒸发。人类眼泪的表层有一层脂质层,是由眼睑上的一些皮脂腺分泌进入眼睛的,能够有效减少泪液蒸发,这些皮脂腺的开口位于睫毛根部附近,形成一排小孔(有兴趣的朋友可以自行对着镜子看),有时皮脂分泌失衡会形成一些油栓(淡黄色半透明小疙瘩堵在眼睑边缘)会阻塞皮脂腺开口,造成泪液的脂质层不足,从而引起泪液蒸发过快,引起干眼状。

4. 泪液清除　泪液可以通过泪道进入鼻部,或经结膜吸收。很多人都有体验:点了眼药水有时候嘴巴里会有苦味,这是因为有个小管子可以联通眼睛、鼻子和嘴巴,"一把鼻涕一把泪"说的也是这种情况,其实此刻的"鼻涕"也是"眼泪"。如果有些人鼻泪管堵塞了,会形成泪液清除不力,造成"泪溢",这种情况多发生于中老年人,表现为眼角流泪,不过流泪不代表是泪水太多,甚至有时候"泪溢"可以和"干眼"并存。

第三章　流行病学

一、流行病学

目前世界范围内干眼发病率在 5.5%～33.7%不等,其中女性高于男性,老年人高于青年人,亚洲人高于其他人种。根据我国现有的流行病学研究显示,干眼在我国的发病率与亚洲其他国家类似,较美国及欧洲高,其发生率在 21%～30%。

干眼的患病率女性大于男性,且随年龄增长呈增多趋势。这可能一方面是由于女性缺乏雄激素促成睑板腺功能障碍,从而导致泪膜不稳定和绝经期蒸发过强型干眼,另一方面随年龄的增长泪液的生成减少而蒸发增加这一生理性变化也是其原因之一。

我国有研究显示农民干眼患者占 35.3%,高暴露人群(计算操作员、司机、渔民、技师、厨师、野外作业人员、医务人员、推销员)干眼患者占 32.5%,工厂工人干眼患者占 15.6%,公务员、售货员干眼患者占 15.5%,低暴露人群(教师、文学家、科学家、珠宝商、印刷工人)干眼患者占 13.5%,离退及闲居人员、学生干眼病患者占 9.5%。

二、高危因素

翼状胬肉病史、糖尿病病史、长期使用滴眼液及视频终端使用是干眼的危险因素之一。

1. 翼状胬肉　翼状胬肉(图 3-1)是多因素参与下的多种机制共同作用下的结果,与紫外线照射、气候干燥、接触风尘等环境因素有一定的关系;干眼同样是一个多因素参与的疾病,和接触终端视屏、环境污染、空气雾霾、空调使用湿度降低等眼表泪膜稳定性改变有关,发病原因上两者有相似处。翼状胬肉和干眼是相关的,泪液分泌减少和泪膜不稳定的患者因眼表防御机制受到破坏,更易受紫外线等的损害,而胬肉的形成破坏了眼表完整性,进一步导致泪膜稳定性的下降。

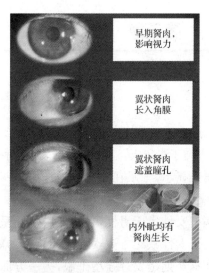

早期胬肉,影响视力

翼状胬肉长入角膜

翼状胬肉遮盖瞳孔

内外眦均有胬肉生长

图 3-1　翼状胬肉(见彩图)

图片来自:http://www.chinasee.com.cn/bencandy.php?fid=201&id=1054

2. 糖尿病　流行病学调查结果显示,糖尿病合并干眼的患病率为 48.5%,有糖尿病史者患干眼的危险性是没有糖尿病史者的 3.144 倍。说明糖尿病已成为干眼发病的高危因素。糖尿病对包括泪膜、角膜上皮和角膜神经在内的眼表的损害已为国内外研究所证实。因干眼通常不会造成永久性的视力损害,相对糖尿病视网膜病变、并发性白内障等其他严重眼部并发症而言,糖尿病性干眼易为患者所忽视,因而患病率显著上升。

糖尿病性干眼是多因素作用下的复杂病理过程,其发病机制与蛋白质糖基化反应、基质金属蛋白酶作用、蛋白激酶 C 通路以及角膜神经递质异常有关。调查发现,高血糖和糖尿病视网膜病变是干眼的危险因素。实验证明,高糖状态可导致角膜上皮屏障作用破坏、上皮剥脱、角膜知觉减退;糖尿病视网膜病变对干眼的作用是通过角膜知觉减退实现的,有研究证明,伴有外周神经病变和糖尿病视网膜病变的糖尿病患者平均角膜敏感度显著降低,泪膜稳定性降低。同时合并糖尿病视网膜病变时通常会接受视网膜激光光凝治疗,而激光可能损伤睫状长神经,导致角膜知觉减退,泪液分泌减少。因而高血糖、合并糖尿病视网膜病变的患者干眼发病率较高。糖尿病性干眼的发生、发展是基于高血糖对于眼表功能的损害,年龄及病程并不能改变这一基本过程,因而不同年龄、病程的患者之间未发现干眼发病率的统计学差异。

3. 长期使用滴眼液(图 3 - 2)　局部用药中所含有的防腐剂(苯扎氯铵和三叔氯丁醇)可以对上皮细胞产生毒性,使上皮细胞的通透性发生改变,造成角膜上皮的点状剥脱和 BUT 缩短,由于干眼常继发于眼表的急性炎症(致使杯状细胞丢失和炎症因子释放),而多数患者会将由此类干眼所致的眼部不适感误认为是原发病未被治愈而增加或延长用药,因药物本身或其中防腐剂的毒性而使其病情加重。

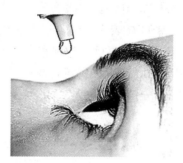

图 3 - 2　滴眼

图片来自:http://6weidu.com/kd/yszx/2013/0420/29311.htm

4. 长时间使用视频终端　随着信息社会的飞速发展,视屏显示终端(visual display terminal,VDT)已渗透到我们生活、学习、工作的每一个部分,由于计算机的普遍使用,使用者长时间受电磁辐射和强光刺激,造成特殊的眼疾病,这种眼病被称为视屏终端综合征,又称技术紧张性眼病或电脑视力综合征(computer vision syndrome,CVS)。

生活中连续操作 VDT 时间越长,用眼越多,症状就越严重。一些研究评估 7 000 万使用者中平均每天使用电脑 3 小时以上的,其中 90% 表现了 CVS 的部分症状。还有一项研究揭示在计算机使用者中,身体失调、抑郁、强迫症等症状在增加,特别是每周在电脑前工作 30 小时以上的和使用电脑时间超过 10 年的,在这些症状中,眼部症状是最经常出现的。

VDT 综合征的出现是诸多因素综合作用的结果。随着症状表现的不同,病因可以分为以下几个方面:①屈光与调节机制;②眼表机制;③眼外机制。

三、相关干眼问卷调查表

对于干眼问卷调查表,目前比较常用的有美国国家眼科研究所"屈光不正与生活质量调查表(NEI-RQL)"、美国国家眼睛协会"视觉功能问卷调查表(NEI-VFQ)"、加拿大"干眼病流行病学研究(CANDEES)表"、澳大利亚墨尔本"视力损伤项目问卷调查表""Saliabury 眼睛评价问卷调查表""眼表疾病指数(OSDI)"、美国"妇女健康研究问卷调查表""干眼病日常生活的影响指数(IDEEL)""干眼病流行病学项目问卷调查表(DEEP)""干眼病问卷调查表(DEQ)""隐形眼镜干眼病问卷调查表"、日本"干眼病意识问卷调查表""Bjerrum 问卷调查表""Mc Monnies 干眼病史问卷表"等调查表。

附:

"干眼"症状评分表

姓名:_____ 性别:_____ 年龄:_____ 日期:__ ____ 编号:_____

　　请您对您眼睛不舒服的症状作出选择。请在对应症状的程度的数字上打"√"。"0"表示无该症状。"1"表示出现频率＜3 次/周,休息缓解。"2"～"4"表示介于 1～5 分之间。"5"表示经常出现,影响生活质量及工作,用药才能缓解。"6"～"8"介于 5～9 分之间,"9"表示持续出现,严重影响生活质量,用药不能缓解。

1. 干涩感

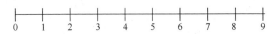

2. 异物感

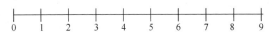

3. 视物模糊

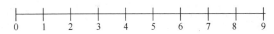

4. 畏光感

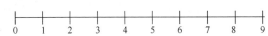

5. 眼红

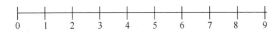

6. 疼痛感

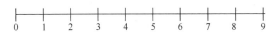

7. 流泪

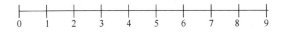

8. 烧灼感

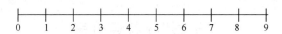

9. 视疲劳

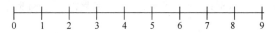

第四章　病因及发病机制

第一节　病因

一、环境生活因素

众所周知,近年雾霾天气出现频率增加,PM2.5超标带来的人群中各个器官的不适症状,包括气促、胸闷、咳嗽、频繁地打喷嚏、以及眼部刺激症状。其中眼部的不适可以是眼痒、异物感、充血、眼干等等,对于那些原来就有结膜炎,干眼或者佩戴角膜接触镜的人来说症状会更加明显。PM2.5可以改变泪液的pH,导致干眼。室内环境如中央空调或有暖气的空间,湿度有时可降低50%,也容易产生干眼。有研究表明,男性青年进入戈壁工作后泪膜稳定性降低,泪膜破裂时间缩短且检出率高,工龄越长,角膜上皮完整性越差。调查显示,长期使用计算机的人至少会有一种干眼的症状,上机时间越长,眼干症状越严重。经常从事注意力集中的工作和活动,如在荧光屏前工作和阅读(终端综合征,video display terminally,VDT),可引起瞬目间隔期暴露的眼表面积增大且瞬目减少,泪液蒸发加速而导致干眼。正常情况下,人们平均每分钟眨眼15次左右,操作电脑时每分钟眨眼5次,玩游戏机时每分钟仅眨眼3次,眨眼频次减少,导致眼睛泪腺分泌泪液功能低下,引发眼结膜"泪液润滑剂"减少或不足,极易出现眼睛干涩、发痒、灼痛、畏光等症状。戴角膜接触镜可以使干眼的症状加重。

二、性别因素

研究发现干眼在≥40岁人群中,发病女性高于男性,在<40

岁的人群中,男女发病差异无显著性。

三、激素失衡

泪腺上皮细胞是雄激素的靶细胞,泪腺、睑板腺、结膜、角膜组织中存在多种类固醇激素受体。眼组织中含促进雄激素代谢的酶,雄激素可能是通过调节基因表达、控制脂质分泌量,来维持睑板腺的正常功能。雄激素可刺激体外泪腺分泌。雌激素水平的降低可以加重眼表炎症反应,引起干眼的发生。但也有人发现,雌激素可能会导致泪腺的退行性病变,使其代谢功能降低,泪液分泌量减少。

四、免疫反应性疾病

研究发现,类风湿关节炎继发干燥综合征的干眼患者,其干眼程度与类风湿关节炎活动度有相关性。

五、神经因素

一些周围神经性病变(如糖尿病引起的视神经炎)可损伤角膜神经,导致角膜反应性降低,泪液分泌量减少。同时因为神经营养作用的缺失,结膜上皮细胞以及杯状细胞会发生鳞状化生,黏蛋白生成减少,从而导致干眼。

六、手术

一些眼科手术,如白内障超声乳化吸除术可影响泪膜的稳定性,泪膜破裂时间明显缩短。这是因为手术使泪膜遭受损伤,加之术后炎性反应、组织水肿、创口愈合和手术切口局部隆起均可影响泪膜中水化黏蛋白对眼表面上皮的黏附功能,导致泪膜的稳定性下降,无法使泪膜均匀分布于眼表面。

七、炎症因子

干眼患者泪液和结膜上皮中的 IL-8、IL-6、IL-1、TNF-α 等炎性因子表达水平增高,说明干眼与炎症因子相关。

八、其他因素

各种眼睑功能障碍,各种原因导致的闭合不全或瞬目减少、泪液蒸发过多都会导致干眼的发生。

引起干眼的已知和未知的原因有很多,许多尚有待研究。

第二节 发病机制

一、细胞凋亡

干眼发生时泪腺腺泡细胞和眼表上皮细胞的凋亡会增加,这将导致眼部组织的损伤和破坏。另一方面,淋巴细胞凋亡会被抑制,这将导致炎症激活状态时间延长。日本东北大学研究生院教授牟田达史率领的研究小组报告说,他们在动物实验中发现,作为干燥综合征代表性症状的干眼与泪腺内细胞变化有关。他们破坏了实验鼠泪腺中遏制细胞死亡的基因后,作为免疫细胞的淋巴细胞就被激活,眼睛周围开始出现慢性炎症,眼泪的分泌量减少,出现了与人类干眼相似的症状。研究小组给这种实验鼠的眼睛投放遏制细胞死亡的药物后,结果泪腺的炎症消退,眼泪的分泌量也开始增加,逐渐痊愈。

细胞凋亡是由基因控制的主动性、程序化细胞死亡,凋亡细胞及其核皱缩,崩解成碎片,很快被巨噬细胞等所吞噬,不引起炎症反应,而细胞坏死则相反。细胞通过凋亡方式清除炎症灶内滞留细胞,是限制组织损伤和促进炎症吸收的重要机制,它与细胞坏死在分子生物学方面的重要区别是:前者的 DNA 链降解是被核酸内切酶在核小体之间切断,产生 $3'$-OH 末端,可通过检测细胞内 DNA 的改变来观察凋亡程度,而坏死细胞的降解却是随机和无序的,导致的炎症反应较重,因此,凋亡是维持机体组织保持正常生理功能的一种有益的机制。

（一）眼表细胞凋亡与干眼

虽然细胞凋亡在许多组织可能是有益的,但眼部表面细胞的凋亡在干眼发病机制中却占重要地位,早在 1996 年,Ren 等就通过溴乙非啶染色区别眼表活细胞和没有生命力的细胞,在荧光相差显微镜下,活细胞呈现绿色,反之呈红色,他发现正常角膜表面主要以活细胞为主,仅有少量无生命力细胞和凋亡细胞,疱疹病毒能使活细胞发生凋亡而脱落,提示眼表细胞凋亡增加,可能加重眼表病变。

(二)泪腺腺泡细胞凋亡与干眼

有关细胞凋亡机制的许多研究显示,眼表细胞凋亡与自身免疫机制紊乱有关,Gao 等采用 TUNEL 技术和免疫组化分析,对比角结膜干燥症(kerato conjunctivitis sicca,KCS)狗眼的泪腺腺泡细胞、结膜上皮细胞、眼部淋巴组织中的淋巴细胞的凋亡,结果发现:正常泪腺和结膜上皮细胞存在局灶性、程度轻的凋亡,而 KCS 狗眼的泪腺腺泡细胞、结膜上皮细胞凋亡程度显著高于正常狗,与此相反,其淋巴细胞凋亡程度却明显低于正常狗。在免疫组化检测时,KCS 狗 p53、fas、fasL 等呈现高表达,有证据表明,fas 与其配体 fasL 结合后通过 FADD 和 Daxx 两条独立的途径诱导细胞凋亡,CAP1-4 是家族性细胞内信号蛋白,受细胞膜控制凋亡的受体 CD95(APO-1/Fas)的激活,启动细胞凋亡过程;而 bcl-2 则表达下调,后者常常对细胞凋亡有抑制作用;用环孢霉素 A(0.2%CsA 乳剂)滴眼后 12 周,取角膜活检,发现上述指标发生逆转,CsA 能诱导淋巴细胞凋亡,抑制腺泡细胞和上皮细胞凋亡,p53 的免疫活性明显降低,bcl-2 则活性增加,恢复了免疫平衡,提示细胞间的凋亡平衡在干眼的发病中起重要作用。

(三)结膜上皮细胞凋亡与干眼

Brignole 等用流式细胞仪研究 HLADR、CD40、CD40 配体、Fas、APO2.7 等炎症和凋亡相关因子的表达,标本取自中、重度 KCS 患者,其中 169 份标本成功表达:结膜细胞 HLADR 表达 SjÖgren 综合征明显高于 KCS,而在正常眼和 KCS 眼,Fas、APO2.7 明显低水平表达,KCS 患者的 CD40、CD40 配体表达明显高于正常人,提示在患者中,炎症常常是始发因素,引起泪腺功能障碍,泪液分泌减少,泪液缺乏又导致反复的眼表组织相互摩擦,加重干眼状,建议抗炎药和免疫调节剂合用;他的下一个试验通过对158例患者,每例至少取2份印迹细胞学标本进行流式细胞仪分析,也证实了HLADR表达上调与中、重度结膜炎症程度成正比,使用CsA将HLADR表达降低时,结膜炎症明显减轻,他认为流式细胞仪为KCS的诊断提供了客观依据。

（四）角膜上皮凋亡与干眼

Yamamoto等采用bcl-2的单克隆抗体(Mabs)检测眼库中人角膜上皮细胞的凋亡,以Westera blot确定Mabs的特异性,TUNEL技术和免疫组化Mabs染色探测眼表上皮细胞凋亡,发现bcl-2蛋白在人类角膜上皮凋亡细胞脱落中发挥重要作用;Yeh用东莨菪碱抑制4~6周龄小鼠泪液分泌,将其眼暴露于空气中12天,然后切除眼及其附属器,作DNA核染色观察细胞核的变化,扫描电镜检查以及免疫组化,发现眼表试验性干眼可引起:角膜中心和周边上皮细胞、结膜上皮(睑、球结膜)细胞、结膜基质、睑缘细胞普遍性凋亡,说明细胞凋亡在干眼发病中可能起关键作用。p53基因的表达早已被证明与恶性肿瘤、细胞凋亡和异常的增生过程有关,原因是由肿瘤抑制基因p53编码转录的磷蛋白能控制细胞的生长,Pokroy在C57BL/6小鼠全眼组织都发现有p53的表达,其中以角膜、结膜、晶状体为高,视网膜表达较低,提示p53有可能参与了眼表细胞的凋亡。角膜上皮干细胞(SC)位于角巩膜缘,是具有很大增生潜力、周期长以及进行不对称分裂的细胞,而等位基因Pas-6是高度保守的基因,在杂合子中缺乏,它对角膜干细胞增生起直接调节作用,能控制上皮细胞结构和泪液分泌。Koroma等通过定量RT-PCR、原位杂交、免疫组化以及Western印迹实验观察到,在先天性无虹膜患者,这一至关重要的机制缺乏,引起SC基质微环境异常而导致干眼。

（五）角膜内皮细胞凋亡与干眼

在角膜上皮细胞营养不良患者中,Borderie等通过透射电镜和TUNEL技术观察内皮细胞凋亡,发现此类患者内皮细胞凋亡程度明显增加,高于正常人,凋亡细胞核密度增加,细胞缩小,同时还在上皮细胞层发现较多的凋亡细胞,角膜内皮细胞因凋亡而退化,提示细胞凋亡在角膜上皮细胞性营养不良症中发挥了重要作用。

（六）角膜上皮损伤与干眼

上皮损伤是角膜细胞凋亡的重要因素，Helena 等比较了近视眼不同手术方式引起的角膜上皮细胞凋亡，发现普通 PRK 和 LASIK 均可导致角膜细胞重度凋亡，导致手术后眼部刺痛、眼睑触痛、睑球粘连等症状，引起干眼，在并发症的时间长短、严重程度以及发生率方面，这两种手术没有大的差别，因此，手术后近期内必须使用人工泪液。而转移角膜片的 PRK（LASEK，激光上皮角膜磨镶术），角膜细胞凋亡被限制在 $50 \sim 75\ \mu m$ 之间，提示后者有可能适用于伴有干燥症状的近视眼患者，但 LASEK 手术技术本身还不如 PRK 或 LASIK 成熟，手术后远期效果尚有待进一步观察。

二、睑板腺功能障碍

睑板腺功能障碍（meibomian gland dysfunction，MGD）是一种睑板腺腺体慢性弥漫性异常的疾病，其特征通常为腺体终端导管阻塞和（或）腺体分泌物质或量的改变（图 4-1）。泪膜有效性脂质不足，泪液蒸发加速、泪膜渗透压增高和泪膜不稳定等，均可导致细菌性睑缘炎，蒸发过强型干眼以及眼表炎症等损害。所以，MGD 是一个容易被忽视而又极其重要的疾病，它可能是最常见的干眼病因，需要每一位眼科临床医生予以重视。

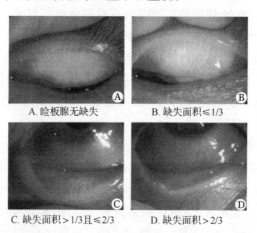

A. 睑板腺无缺失　　B. 缺失面积≤1/3

C. 缺失面积＞1/3且≤2/3　　D. 缺失面积＞2/3

图 4-1　非接触红外线睑板腺成像系统检查

（一）睑板腺功能障碍的相关因素

导致睑板腺功能障碍的相关因素有很多，MGD 受人种、年龄、气候影响——亚洲人种多于白种人、老年人多于年轻人、寒冷气候多于温暖气候。当然也与许多其他因素与疾病相关。

1. 激素分泌异常　睑板腺是雄性激素依赖性的，雄性激素为维持腺体的正常功能起重要作用。雄性激素减少如帕金森病、绝经期或成熟男性使用抗雄性激素治疗后，体内雄性激素明显低于正常水平。这也可能与 40 岁以上女性 MGD 性干眼发生较多有关。

2. 瞬目减少　由于不自主瞬目减少而引起睑板腺分泌减少，脂质层分布不均，最终使脂质层稳定性降低，水样层蒸发过快。长时间注视电脑显示屏导致的视频终端综合征和长时间驾驶导致的眼干燥症状等，在我们的研究中不占少数。

3. 先天异常　任何睑板腺腺泡、导管或开口的先天异常均可引起 MGD。这也是儿童 MGD 的主要原因，如 77.8% 的先天性无虹膜综合征伴有睑板腺功能不良。

4. 慢性睑缘炎　病因学上结膜囊内存在多种细菌，这些细菌早期未必影响泪膜脂质层，但随着细菌的增殖，游离脂肪酸含量增加，使脂质层稳定性受到破坏，从而导致 MGD。而 MGD 的睑板腺分泌物堆积又可加快细菌繁殖，促进睑缘炎的发生、发展，二者交互作用，互为影响。

（二）常见睑板腺功能障碍

事实上，睑板腺功能障碍，如同生产脂质的这个大工厂。在厂内及厂外出现了各种问题，导致产量下降，质量不合格，运送受阻等等，任何一个部分出问题，都可能导致整个流水线的恶性循环。而出现如此问题的原因，可以归纳为两大类：工厂及内部设备的老化和工厂外部恶劣的市场环境。

1. 年龄相关性 MGD　2009 年一份关于中国地区 MGD 发病率的研究报告显示，中国 40 岁以上人群中 68% 有不同程度的MGD。不仅数量庞大，且年龄结构趋于年轻化。

年龄相关性的 MGD，可以认为是一种衰老性的疾病。犹如一个年久失修的破旧工厂,从生产车间、加工车间到货运通道等等,都会出现不同程度的问题,而年龄相关性 MGD 问题最大之处,便是由于生产车间的严重老化而导致生产力的下降。

随着年龄增长,腺泡壁基底膜逐渐增厚,具有干细胞特性的基底细胞逐渐丧失分裂能力,腺泡内睑板腺细胞数量随之减少,最终致腺泡的萎缩。此外,随着年龄增长,睑板腺中央导管逐渐增粗,内径扩大,而睑板腺开口处的组织由于年老而角质化程度加重,整个腺体韧性降低,脂质的运输阻力逐渐加大,直到腺体周围的肌群也没有足够的力量抵消这些阻力时,腺体便不再能够分泌脂质。因此,在年龄相关性 MGD 患者早期阶段,虽然部分腺体开口尚正常,但睑板腺照相显示其内部导管"中空",挤压睑板腺可见气泡排出;而在 MGD 患者晚期,大部分睑板腺中央导管内已无脂质,腺体开口或消失不见,或缩小微突形如"针尖";睑缘处结膜、皮肤及其交界带已失去规则形态。

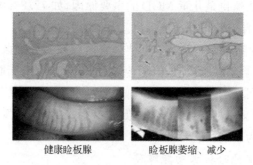

健康睑板腺　　　　睑板腺萎缩、减少

图 4-2　脂质的成分

图片来自:http://test.xm2009.comwwzzxmgyw/news.asp? aid=406

脂质的缺乏使得泪液蒸发速率大大加快,泪河高度下降,眼表趋于干燥状态;涂布于眼表上皮的泪膜层由于缺乏脂质而极不稳定,在一次瞬目后便很快破裂,导致患者眼部干涩不适而反复眨眼,而此时在干燥的眼表面频繁眨眼,无疑是"雪上加霜",既不能改善患者症状,还会加速眼表上皮的凋亡,进而出现角结膜上皮的点状染色阳性,影响患者的视力,同时为许多相关眼表疾病埋下隐患。

2. 炎症相关性 MGD　在临床上更为常见的一类 MGD 便是炎症相关性的 MGD,可以看作是恶劣的市场环境给睑板腺大工厂造成的各种压力。而按炎症的病变位置,可以大致分为睑缘炎及睑板腺炎。这些疾病多半是影响了除腺泡之外的其余睑板腺组织,最终造成产品的无法顺利运输,积压时间过长等相关结果。

(1)睑缘炎:是睑缘部的亚急性慢性炎症,按其致病菌及临床表现不同可分为"鳞屑性"、"溃疡性"及"眦部"睑缘炎。

1)鳞屑性睑缘炎患者的脂质被"卵圆皮屑芽胞菌"分解为有刺激性的脂肪酸,造成患者屈光不正、视力波动及眼部刺激症状。变质的脂质在干燥后容易形成鳞屑和皮痂附着于睑缘及睫毛(图 4-3)。

图片来自:http://test. xm2009. comwwzzxmgyw/news. asp? aid＝406

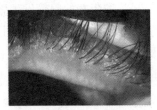

图 4-3　鳞屑性睑缘炎
（见彩图）

2)溃疡性睑缘炎为金黄色葡萄球菌感染,引起睫毛毛囊及其附属腺体的化脓性炎症,临床症状较鳞屑性睑缘炎重,容易形成秃睫、倒睫及睑缘瘢痕(图 4-4)。

图片来自:http://test. xm2009. comwwzzxmgyw/news. asp? aid＝406

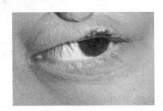

图 4-4　溃疡性睑缘炎
（见彩图）

3)眦部睑缘炎与莫-阿双杆菌感染有关,多于双眼外眦部同时发病,临床表现为眦部睑缘和皮肤充血水肿伴浸渍糜烂(图 4-5)。

图片来自:http://test. xm2009. comwwzzxmgyw/news. asp? aid＝406

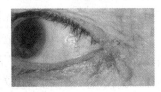

图 4-5　眦部睑缘炎
（见彩图）

(2)睑板腺炎是睑板腺管内的炎症,以有无感染分为"睑板腺囊肿"及"睑腺炎"。

1) 睑板腺囊肿又称"霰粒肿",是脂质排出障碍导致过多脂质潴留于中央导管内,形成的无菌、慢性肉芽肿性炎症。由于阻塞的腺管并未感染,因而患者多以发现无痛肿大的腺管为由而就诊(图4-6)。

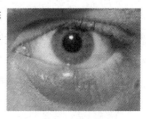

图4-6　睑板腺囊肿
(见彩图)

图片来自:http://test. xm2009.comwwzzxmgyw/news. asp? aid=406

2) 若阻塞的腺管发生感染,则囊肿便发展成为睑腺炎,临床上称为"麦粒肿",患者疼痛明显,眼部刺激症状重。多数炎症感染局限在睑板腺内而形成硬结,在睑结膜面形成黄色脓点,脓点破溃可引起周围组织继发感染(图4-7)。

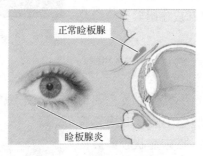

正常睑板腺

睑板腺炎

图4-7　睑腺炎(见彩图)

图片来自:http://test. xm2009. comwwzzxmgyw/news. asp? aid=406

(3) 结膜及角膜的各种炎症虽然没有直接损伤睑缘及睑板腺,但存在于泪河中的炎症因子可以持续刺激睑缘,并削弱泪液中脂质的作用,其影响程度据病情轻重而有所不同。

若炎症在短期内得到控制,受累睑板腺多能恢复到感染前水平,对其结构及脂质成分并无影响。若炎症进一步加重或转变为慢性久治不愈,往往会加重对腺口组织及脂质的影响。

睑板腺开口由于长期炎症浸润,导致纤维增生,新生血管形成,腺口瘢痕化而逐渐封闭,中央导管内大量脂质由于腺口阻塞长期无法排出,逐渐浓缩为固态,并且反馈抑制腺泡功能,导致脂质生成能力降低。

同时,睑缘处组织由于纤维增生及瘢痕收缩,导致睑板腺开口分布杂乱无章,整个睑缘失去光泽而凹凸不平,以致破坏了泪河连贯性,使得瞬目时泪液涂布不均,影响泪液动力。再加上泪液的脂质缺乏以及慢性炎症存在,大大增加了患者的不适感,甚至引起更为严重的眼表疾病,影响患者视力。

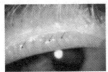
短期炎症导致的睑缘
充血水肿

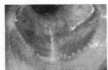
长期炎症导致的睑缘
瘢痕化

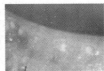
长期炎症导致的睑缘
新生血管

图 4 - 8　炎症时间对睑缘的影响(见彩图)

图片来源:http://test. xm2009. comwwzzxmgyw/news. asp? aid=406

三、炎症

　　炎症在干眼发病机制中的重要性在近年研究中已得到充分证明,且此种炎症是非感染性的免疫相关的炎症。研究发现非Sjögren 综合征(SS)干眼患者泪腺和结膜组织中有大量淋巴细胞浸润心,这与 SS 的系统性自身免疫性炎症的病理改变相似,但发病机制不同,可看作是眼局部的自身免疫反应。

　　任何损害泪腺功能的因素均可导致泪膜成分的改变和泪膜的不稳定,若引起干眼的有害因素在早期及时消除,可有效治疗干眼并阻止其向炎症阶段进展。泪膜长期异常则可引起炎症反应,其机制包括泪液中天然抗炎因子如乳铁蛋白等分泌减少,眼表、泪腺及浸润的炎症细胞产生致炎因子(如 IL-1、TNF-α)和蛋白酶增加,泪液中炎症因子和蛋白酶的激活。泪液的渗透压增高也是直接导致炎症的因素之一,通过刺激炎症因子的产生,诱发眼表炎症反应。眼组织和泪液中炎症因子的增加可启动一系列炎症反应,导致 T 淋巴细胞在眼局部的大量浸润,同时又分泌多种炎症因子及趋化因子进入组织及泪液中,刺激眼组织表达细胞因子和细胞黏附分子(如 ICAM-1 和 HLA-DR),进一步招募更多的炎症细胞使局部炎症反应放大。

　　众多研究表明干眼患者眼表和泪腺的炎症主要与 CD4[+] T 淋

巴细胞的大量浸润和激活相关。但 Fuiihara 等认为泪腺组织中 CD8$^+$T 细胞的浸润在泪腺破坏中具有重要作用，多数 CD8$^+$T 细胞表达一种与泪腺上皮细胞凋亡相关的蛋白，表明 CD8$^+$T 细胞可通过细胞毒作用及细胞凋亡使泪腺和眼表组织受到损伤。

多种细胞因子的交互作用构成的细胞因子网络在炎症过程中发挥着重要作用。干眼患者泪液和结膜上皮中的多种细胞因子包括 IL-1α、IL-6、IL-8、TNF-α、TGF-β 的水平较正常人有显著改变，且与干眼的严重程度相关。HLA-DR 在干眼患者眼表和泪腺上皮细胞表达明显增高，提示其具有抗原提呈的作用。ICAM-1 是在促进抗原提呈、淋巴细胞激活及趋化过程中最为重要的一类细胞黏附分子。

临床证明抗炎治疗能有效缓解干眼的症状和体征。在干眼动物模型中，CsA 滴眼液通过减少 T 淋巴细胞浸润、下调炎症因子及抑制细胞凋亡而发挥对干眼的治疗作用。美国 CsA 的 III 期临床试验表明其通过免疫调节和抗炎作用在干眼的治疗中具有较好的前景。

四、神经调节异常

正常的眼表和泪腺组织均有丰富的神经支配，通过完整的神经反射环路完成泪液分泌功能，该反馈环路中任一环节异常均将导致分泌功能的障碍。干眼动物模型的研究发现，干眼时泪腺的各种神经的数量和形态并无明显异常，提示泪腺分泌功能的下降并非神经支配的丧失，可能由于炎症细胞及其分泌的炎症因子导致神经末梢或细胞的功能阻滞而表现为分泌功能"静止"。

研究表明干眼患者的角膜知觉减退。眼表知觉的减退可导致泪腺对眼表刺激反应的下降，从而引起反射性泪液减少，进一步加重眼表损害，使干眼陷入恶性循环。使用共焦显微镜对 SS 和非 SS 水液缺乏性干眼（NSTD）患者的角膜神经形态的研究发现，NSTD 和 SS 患者角膜上皮基底细胞下层神经发生明显的形态学改变，表现为神经纤维排列紊乱，失去平行走行的特点，神经弯曲度大，分支多，SS 患者的改变更为明显，并伴有神经纤维数量的增多，与干眼的严重程度呈正相关。SS患者角膜上皮基底细胞下层神经数量增加,分支现象普遍,提示其神经可能处于增生状态。

五、性激素失调

眼是性激素作用的靶器官,已证实雄激素、雌激素、孕激素和催乳素受体广泛存在于人、兔和鼠的泪腺、睑板腺、角膜等眼表组织中。性激素尤其是雄激素,可调节机体及局部的免疫功能,调控泪腺和睑板腺的形态、发育、分化及分泌功能。由绝经、衰老、自身免疫疾病、抗雄激素药物等引起雄激素缺乏的原因均可引起干眼。研究发现女性SS患者体内雄激素水平普遍降低。单纯的雄激素缺乏可能并不引起干眼,但加速干眼患者的病情恶化。雌激素缺乏对干眼的影响尚不清楚。基因敲除小鼠造成的雌激素缺乏动物模型可导致类似SS的自身免疫性疾病。

雄激素在干眼发病机制中具有较为肯定的作用,但是雄激素不是单独发挥作用的,多种性激素之间通过相互作用、相互影响、相互转化共同影响机体内分泌环境,维持雄激素的最佳生物水平对于泪液分泌功能十分重要。

六、其他机制

SS的发病机制目前被认为是多因素作用的结果,遗传和环境是其中最重要的影响因素。病毒感染是导致SS最主要的环境因素之一,EB病毒、丙型肝炎病毒以及HTLV-1病毒是目前研究较多的与SS发病可能相关的病毒,但缺乏确切研究资料。

SS具有一定的遗传易感性,HLA DRB1*03 和 DRB1*02 等位基因与 SS 存在显著相关性,但只是与自身抗体 anti-SSA 和 anti-SSB 的产生具有相关性,而与 SS 的临床表现并无明显关联。

水通道蛋白 AQP5 是 SS 发病机制研究的另一进展,其在分泌腺的水转运过程中发挥着关键作用。AQP5 基因敲除小鼠表现为唾液腺的分泌缺陷。研究发现 AQP5 在 SS 患者腺泡上皮细胞顶端膜表达缺乏,而非 SS 患者表达正常,提示泪腺 AQP5 转运功能缺陷可能是导致 SS 水样液分泌减少的原因之一。

第五章　中医学对眼及干眼的认识

第一节　眼与脏腑的关系

眼能够明视万物,辨别颜色,是赖五脏六腑精气的滋养。所以《灵枢·大惑论》说:"五脏六腑之精气皆上注于目而为之精。"这里的"精",是指精明,即眼的视觉功能。如果脏腑功能失调,精气不能充足流畅地上注入目,就会影响眼的正常功能,甚至发生眼病。

一、眼与五脏六腑的关系

（一）眼与心和小肠的关系

1. 心主血脉　诸脉属目,《素问·五脏生成篇》说:"诸血者,皆属于心","心之合脉也","诸脉者,皆属于目";《素问·脉要精微论》说:"脉者,血之府"。由此可知,心主全身血脉,脉中血液受心气推动,循环全身,上输于目,目受血养,才能维持视觉。

2. 心主藏神　目为心使,《灵枢·大惑论》说:"目者心之使也,心者神之舍也。"这里的"神",是指人之精神、思维活动(实为脑的功能)。因神藏于心,其外用又在于目,故眼之能视,受心主使。《审视瑶函·目为至宝论》又说:心神在目,发为神光,神光深居瞳神之中,才能明视万物。

此外,《素问·解精微论》还说:"夫心者,五脏之专精也,目者其窍也。"由于心为五脏六腑之大主,脏腑精气任心所使,而目赖脏腑精气所养,视物又受心神支配,因此,人体脏腑精气的盛衰,以及精神活动的状态,均能反映于目,所以,目又为心之外窍。这一理论,也为中医望诊的"望目察神"提供了重要依据。

3. 眼与小肠的关系　人食水谷,由胃腐熟,传入小肠,小肠则进一步消化,分清别浊,其清者,包括津液和水谷之精气,由脾转输全身,从而使目受到滋养。

此外,心与小肠脏腑相合,经脉相互络属,经气相互流通,故小肠功能是否正常,既关系到心,也影响到眼。

(二)眼与肝和胆的关系

1. 肝开窍于目 《素问·金匮真言论》在论述五脏应四时、同气相求、各有所归时说:"东方青色,人通于肝,开窍于目,藏精于肝。"指出了目为肝与外界联系的窍道。因此,肝所受藏的精微物质,也能源源不断地输送至眼,使眼受到滋养,从而维持其视觉功能。

2. 肝受血而能视 肝主藏血,具有贮藏血液、调节血量的功能。虽然五脏六腑之精气皆上注于目,但目为肝之窍,尤以肝血的濡养为重要。所以,《素问·五脏生成篇》说:"肝受血而能视"。《审视瑶函·目为至宝论》则进一步阐述说:"肝中升运于目,轻清之血,乃滋目经络之血也"。还指出血与眼内神水、神膏、瞳神等关系密切,血养水,水养膏,膏护瞳神,才能维持眼的视觉。

3. 肝气通于目 肝主疏泄,具有调畅人体气机的重要功能。气能生血、生津,又能行血、行津。凡是供给眼部的血液、津液,无不依赖气的推动,而人体气机是否调畅,又与肝的疏泄功能所反映的主升、主动的特点密切相关。所以,《灵枢·脉度》说:"肝气通于目,肝和则目能辨五色矣。"这就强调了只有肝气冲和条达,眼才能够辨色视物。

此外,《素问·宣明五气篇》说:"五脏化液,……肝为泪"。泪液对眼珠具有濡润和保护作用。它的分泌和排泄要受肝气的制约,同样与肝的疏泄功能相关。

4. 肝脉连目系 《灵枢·经脉》说:足厥阴肝脉"连目系"。通观十二经脉,唯有肝脉是本经直接上连目系的。肝脉在眼与肝之间起着沟通表里,联络眼与肝脏,为之运行气血的作用。从而保证了眼与肝在物质上和功能上的密切联系。

鉴于眼与肝在生理上有着以上多方面的密切联系,因而肝的病理变化也可以在眼部有所反映。所以,《仁斋直指方》又说:"目者,肝之外候。"概括了眼与肝在生理、病理上的关系。

5. 眼与胆的关系 肝与胆脏腑相合,互为表里。肝之余气溢入于胆,聚而成精,乃为胆汁。胆汁于眼,十分重要。胆汁的分泌和排泄,都要受肝的疏泄功能的影响。如《灵枢·天年》说:"人年五十,肝叶始薄,胆汁始减,目始不明"。在《灵枢》论述的基础上,《审视瑶函·目为至宝论》更明白地说:"神膏者,目内包涵之膏液……由胆中渗润精汁,升发于上,积而成者,方能涵养瞳神。此膏一衰,则瞳神有损。"由上可知,胆汁减则神膏衰,瞳神遂失养护。

(三)眼与脾和胃的关系

1. 脾输精气,上贯于目 脾主运化水谷,为气血生化之源。《素问·玉机真脏论》在论及脾之虚实时说:"其不及,则令人九窍不通。"其中包含了脾虚能致眼病。李东垣《兰室秘藏·眼耳鼻门》进一步阐述说:"夫五脏六腑之精气,皆禀受于脾,上贯于目……脾虚则五脏之精气皆失所司,不能归明于目矣。"这就突出了眼赖脾之精气供养的关系。

2. 脾主统血,血养目窍 《景岳全书·杂证谟·血证》说:"盖脾统血,脾气虚则不能收摄;脾化血,脾气虚则不能运化,是皆血无所主,因而脱陷妄行"。由是可知,血液之所以运行于眼络之中而不致外溢,还有赖于脾气的统摄。若脾气虚衰,失去统摄的能力,则可引起眼部的出血病症。

3. 脾主肌肉,睑能开合 《素问·痿论》说:"脾主身之肌肉"。脾运水谷之精,以生养肌肉。胞睑肌肉受养则开合自如。

4. 眼与胃的关系 脾胃脏腑相合,互为表里,共为"后天之本"。胃为水谷之海,主受纳、腐熟水谷,下传小肠,其精微通过脾的运化,以供养周身。所以,李东垣《脾胃论·脾胃虚实传变论》说:"九窍者,五脏主之,五脏皆得胃气乃能通利。"并指出:"胃气一虚,耳、目、口、鼻俱为之病。"由此可见胃气于眼之重要。

此外,《素问·阴阳应象大论》说:"清阳出上窍,浊阴出下窍。"脾胃为机体升降出入之枢纽,脾主升清,胃主降浊,二者升降正常,出入有序,清阳之气升运于目,目得温养则视物清明;浊阴从下窍而出,则不致上犯清窍。

（四）眼与肺和大肠的关系

1. 肺为气主，气和目明　张景岳说："肺主气，气调则营卫脏腑无所不治"（《类经·藏象类》注）。由于肺朝百脉，主一身之气，肺气调和，气血流畅，则脏腑功能正常，五脏六腑精阳之气充足，皆能源源不断地输注入目，故目视精明。若肺气不足，以致目失所养，则昏暗不明。此即《灵枢·决气》所谓："气脱者，目不明"。

2. 肺主宣降，眼络通畅　肺气宣发，能使气血和津液敷布全身；肺气肃降，又能使水液下输膀胱。肺之宣降正常，则血脉通利，目得卫气和津液的温煦濡养，卫外有权，且浊物下降，不得上犯，目不易病。

3. 眼与大肠的关系　肺与大肠脏腑相合，互为表里。若大肠积热，腑气不通，影响肺失肃降，则可导致眼部因气、血、津液壅滞而发病。

（五）眼与肾和膀胱的关系

1. 肾精充足，目视精明　人体之精乃生命活动的基本物质。《素问·脉要精微论》谓："夫精明者，所以视万物，别黑白，审长短；以长为短，以白为黑，如是则精衰矣。"说明眼之能视，有赖于充足的精气濡养。《素问·上古天真论》说："肾者主水，受五脏六腑之精而藏之。"故眼的视觉是否正常，与肾所受藏脏腑的精气充足与否，关系至为密切。

2. 肾生脑髓，目系属脑　《内经》说："肾生骨髓，脑为髓海，目系上属于脑"。脑和髓异名同类，都由肾所受藏之精化生，目系连属于脑，也就关系到肾。因此，肾精充沛，髓海丰满，则思维灵活，目光敏锐。若肾精亏虚，髓海不足，则脑转耳鸣，目无所见。《医林改错·脑髓说》则谓："精汁之清者，化而为髓，由脊骨上行入脑，名曰脑髓，……两目即脑汁所生，两目系如线，长于脑，所见之物归于脑。"可见王氏已明确地将眼之视觉归结于肾精所生之脑，而且还通过肾阐明了眼与脑的关系。

3. 肾主津液，上润目珠　《素问·逆调论》说："肾者水脏，主津液。"《灵枢·五癃津液别篇》又说："五脏六腑之津液，尽上渗于目。"如津液在目化为泪，则为目外润泽之水；化为神水，则为眼内充养之液。总之,眼内外水液的分布和调节,与肾主水的功能有密切关系。

4. 眼与膀胱的关系　肾与膀胱脏腑相合,互为表里。在人体水液代谢的过程中,膀胱主要有贮藏津液、化气行水、排泄尿液的功能。膀胱的气化作用主要取决于肾气的盛衰。此外,膀胱属足太阳经,主一身之表,易遭外邪侵袭,亦常引起眼病,故不可不引起重视。

（六）眼与三焦的关系

三焦为孤府,主通行元气与运化水谷、疏通水道的功能,故上输入目之精气津液无不通过三焦。若三焦功能失常,致水谷精微之消化、吸收和输布、排泄紊乱或发生障碍,则可引起眼部病变。

此外,《证治准绳·杂病·七窍门》还指出:目内所涵神水,是"由三焦而发源"。所以,三焦功能失常可致神水衰竭而发生目病。

实际上,眼与五脏六腑之间的关系各具特点,其密切程度虽不等同,但人体毕竟是一个有机整体,因此,临证时不可片面强调某些脏腑的作用,而应从实际出发全面地进行观察和分析,才能作出正确的判断。

二、五轮学说

中医眼科将眼局部由外至内分为胞睑、两眦、白睛、黑睛和瞳神等五个部分,分别内应于脾、心、肺、肝、肾五脏,命名为肉轮、血轮、气轮、风轮、水轮,总称五轮(图5-1)。

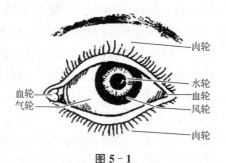

图5-1

1. **肉轮指胞睑**　包括解剖学之眼睑皮肤、皮下组织、肌肉、睑板和睑结膜。胞睑在脏属脾，脾主肌肉，故称肉轮。因脾与胃相表里，所以，肉轮疾病常责之于脾胃。

2. 血轮指两眦　包括解剖学之眦部皮肤、结膜、血管及内眦的泪阜、半月皱襞和泪点。上、下眼睑鼻侧联合处交角钝圆，称大眦，又名内眦；颞侧联合处交角锐小，称小眦，又名锐眦或外眦。两眦在脏属心，心主血，故称血轮。因心与小肠相表里，所以，血轮疾病常责之于心和小肠。

3. 气轮指白睛　包括解剖学之球结膜和前部巩膜。白睛在脏厉肺，肺主气，故称气轮。因肺与大肠相表里，所以，气轮疾病常责之于肺和大肠。此外，白睛环绕黑睛周围，紧密相连，一旦发生病变，容易相互影响。

4. 风轮指黑睛　近代主要指解剖学之角膜。黑睛在脏属肝，肝主风，故称风轮。

因肝与胆相表里，所以，风轮疾病常责之于肝胆。此外，黑睛之后为黄仁，黑睛与黄仁之间充满神水，瞳神位于黄仁中央，故当黑睛疾病之病邪深入时，容易影响黄仁、神水，并波及瞳神。

5. 水轮指瞳神　狭义的瞳神专指解剖学之瞳孔；广义的瞳神不仅指瞳孔，还包括葡萄膜、视网膜、视神经以及房水、晶状体、玻璃状体等。"水轮"一般多指广义的瞳神，是眼能明视万物的主要部分。五轮学说原主张瞳神在脏属肾，肾主水，故称水轮。因肾与膀胱相表里，所以水轮疾病责之于肾和膀胱。但由于瞳神结构复杂，经古今不少医家的实践证明，其生理、病理不仅与肾和膀胱有关，与其他脏腑也有着同样重要的密切关系。

此外，尚需说明，黄仁位居黑睛后方，黑睛之"黑"离不开黄仁的陪衬，古人因此在生理上常把黄仁划入风轮。然而瞳神直接由黄仁围成，黄仁正常与否，关系到瞳神。凡黄仁发病，必能引起瞳神病变，故自古以来黄仁病变均归属水轮。以上事实说明，黄仁无论在生理或病理上，与瞳神的关系远较黑睛密切。因而，从实际出发，现将黄仁的生理与病理一并归入瞳神。

第二节 眼与气血津液的关系

《灵枢·本脏》说:"五脏者,所以藏精神血气魂魄者也;六腑者,所以化水谷而行津液者也。"眼具有视觉功能,有赖脏腑所受藏与化生之气、血、津液的滋润和濡养。

一、眼与气的关系

气是维持眼的生理活动的基本物质。《太平圣惠方·眼内障论》说:"眼通五脏,气贯五轮。"如果眼的组织缺乏气的贯注,或气失和调,则会导致眼病发生。气对眼的主要作用,可归纳为三个方面:

1. 温养作用 眼受五脏六腑上输之精气温煦和濡养,才能维持眼内外各种组织的正常功能。其中瞳神"乃先天之气所生,后天之气所成"(《证治准绳·杂病·七窍门》),所受精气尤其充足,故独能视物辨色。

2. 推动作用 由于气的升降出入运动不息,才能推动精、血、津液等源源不断地运行上头,入目养窍。王肯堂谓之"目之经络中往来生用之气"为真气。真气冲和流畅,则目视精明;若有亏滞,则能引起眼病。不过,目中真气的运动又与肾气的盛衰、脾气的升降、心气的推动、肝气的疏泄、肺气的敷布密切相关,不可孤立地看待。

3. 固摄作用 真气充足,固摄有力,则血行脉中,不得外溢;目内所含津液,亦不致干枯。此外,气的固摄作用还关系到瞳神的聚散。古人认为瞳神为水火之精华,由肾精胆汁升腾于中,元阳真气聚敛于外而成,故倪维德《原机启微》说:"神水(指瞳神)亦气聚也。"顾锡《银海指南》也说:"气不裹精"则"瞳神散大"。

总而言之,气之于眼,作用甚大,一有亏滞,则会影响其功能,甚至发生病变。如《灵枢·决气》谓:"气脱者,目不明",即指气虚所致视力模糊。

二、眼与血的关系

血富营养,亦是眼部赖以维持生理活动的主要物质。刘河间《素问宣明论方·眼目门·眼科总论》说:"目得血而能视"。流注于眼中之血液,古代医家称之为"真血"。《审视瑶函》说:"真血者,即肝中升运于目,轻清之血,乃滋目经络之血也。"而且还说:"夫目之有血,为养目之源,充和则有发生长养之功,而目不病;少有亏滞,目病生矣。"指出了眼部供血不足或血行瘀滞均可致病。

三、眼与津液的关系

津液包括体内各种正常水液。它布散于全身,主要起到滋润、濡养作用,并对维持人体水火、阴阳平衡具有重要意义。眼之所以能够明视万物,也离不开五脏六腑源源不断地上渗津液滋润、濡养,以及维持阴阳平衡。所以,《灵枢·口问》说:"液者,所以灌精濡空窍者也,……液竭则精不灌,精不灌则目无所见。"又因为目内组织富含滓液,目珠才得以维持圆润,因而《外台秘要》说:"其眼根寻无他物,直是水耳。轻膜裹水,圆满精微,皎洁明净,状如宝珠"。津液上渗于目,就其所化来讲,在外为泪液,为目外润泽之水;在内则主要为神膏、神水。因神膏涵养瞳神,故神膏一衰,瞳神有损。至于神水,《审视瑶函》指出:"在目之内,……即目上润泽之水。水衰则有火盛燥暴之患,水竭则有目轮大小之疾,耗涩则有昏眇之危。"由此可见,津液对目有着重要作用。

第三节 眼与经络的关系

《灵枢·本脏》说:"经脉者,所以行血气而营阴阳。"经脉运行全身气血,在人体起着沟通表里上下,联络脏腑器官的作用。《灵枢·口问》说:"目者,宗脉之所聚也。"又《灵枢·邪气脏腑病形篇》说:"十二经脉,三百六十五络,其血气皆上于面而走空窍,其精阳气上走于目而为睛。"这都说明了眼与脏腑之间,靠经络的连接贯通,保持着有机的联系,是经络不断地输送气血,才维持了眼的视觉功能。

一、眼与十二经脉的关系

十二经脉，三阴三阳表里相合，正经首尾相贯，旁支别络纵横交错。营血在经隧中运行全身，始于手太阴，终于足厥阴，周而复始，如环无端。故从经络循行的路径来看，可以说十二经脉都直接或间接地与眼发生着联系。

现将十二经脉中循行于头面与眼部发生联系的 8 条主要经脉分述如下：

1. 手阳明大肠经　其支脉上行头面，左右相交于人中，之后上挟鼻孔，循禾窈，终于眼下鼻旁之迎香穴，与足阳明胃经相接，而且通过足阳明胃经，与眼发生间接联系。

2. 足阳明胃经　该脉受手阳明大肠经之交，起于眼下鼻旁之迎香穴，上行而左右相交于鼻根部，过内眦睛明穴，与足太阳膀胱经交会，之后，循鼻外侧，经眼眶下方下行，入上齿中。此外，足阳明胃经别出而行的正经，亦上行至鼻根及目眶下方，直接与目系相连。

3. 手少阴心经　其支脉，从心系上挟咽，系目系；手少阴之别（名曰通里），入于心中，系舌本，属目系。此外，手少阴心经别出而行的正经，亦属于心，上出于面，合目内眦。

4. 手太阳小肠经　该经脉有两条支脉上行至目眦。其中一条与目锐眦相连，另一条与目内眦相连，都与眼直接发生联系。

5. 足太阳膀胱经　该脉起于目内眦之睛明穴，并于该处与手太阳小肠经相交接，然后入脑，连属目系。

6. 手少阳三焦经　该经脉通过两条支脉与眼发生联系。其中一条至眼下，一条至目眦。

7. 足少阳胆经　该脉起于目锐眦之瞳子髎，而且于该处与手少阳三焦经相交会，然后上头角，下耳后，并从耳后分支脉，再行至目锐眦；另一支脉则从锐眦下走大迎，合手少阴经，到达眼眶之下。其本经别出之正经，亦上行头面，系目系，之后，再与其本经会合于目锐眦。

8. 足厥阴肝经　其本经循喉咙,之后,上入颃颡(航嗓,喉咙上孔),连目系。

归纳上述,足三阳经之本经均起于眼或眼的周围,而手三阳经皆有1～2条支脉终止于眼或眼附近。此外,以本经或支脉,或别出之正经系连于目系者,有足厥阴肝经、手少阴心经。

由于经脉周密地分布在眼的周围,源源不断地输送气血,保证了眼与脏腑在物质上和功能上的密切联系。因此,一旦经脉失调,就会引起眼部病证。《医宗金鉴·眼科心法要诀》说:"外邪乘虚而入,入项属太阳,入面属阳明,入颊属少阳,各随其经之系,上头入脑中,而为患于目焉。"这又从病理方面反映了眼与十二经脉的关系。根据眼与经脉在生理和病理上的关系,可以指导临床分经辨证(图5-2)。

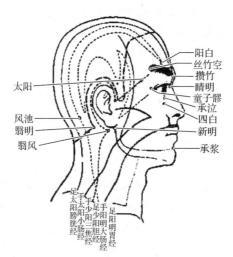

图5-2　眼与经络分经辨证

二、眼与奇经八脉的关系

奇经八脉与脏腑无直接络属关系,然而它们交叉贯串于十二经脉之间,具有加强经脉之间的联系,以调节正经气血的作用。正经气血充足流畅,也就能维持眼部的正常营养。至于起、止、循行路径与眼直接有关的奇经,主要有督脉、任脉、阴跷脉、阳跷脉及阳维脉等。

1. 督脉　督脉总督一身之阳经。起于少腹以下骨中央。有一支别络绕臀而上，与足太阳膀胱经交会于目内眦。另一支脉则从少腹直上，入喉上颐，上系两目之下中央。

2. 任脉　任脉总任一身之阴经。起于中极之下，沿着腹里上行，上颐，循承浆，环口唇，分两支上行，系两目下之中央，至承泣而终。

3. 阴跷脉、阳跷脉　阴阳跷脉分别主一身左右之阴阳。阴跷脉起于足跟内侧，上目内眦而入通于太阳、阳跷。阳跷脉起于足跟外侧，上目内眦而合于太阳、阴跷。足太阳经自项入脑，别络于阴跷、阳跷，而阴阳跷又相交于目内眦之睛明穴，其气并行回环，濡养眼目，且司眼睑之开合。通常卫气出于阳则张目，入于阴则闭目。若阳跷气盛而阴气虚，则目张不合；阴跷气盛而阳气虚，则目闭不张。外邪客于跷脉，则可引起目赤痛或胬肉攀睛等。

4. 阳维脉　阳维脉维系诸阳经。起于外踝下足太阳之金门穴，经肢体外后侧，上行至头颈，到前额，经眉上，再由额上顶，折向项后，与督脉会合。因为阳主外、主表，故阳维病可见头痛目赤、恶寒发热等表证症状。

三、眼与经筋的关系

十二经筋隶属于十二经脉，是经脉之气结聚维络于筋肉关节的系统。其位表浅，有联缀百骸，维络周身，主司人体正常运动的作用。经筋分布于眼及眼周围者，有手足三阳之筋。

1. 足太阳之筋　足太阳之支筋为目上网。张景岳解释说："网，纲维也，所以约束目睫，司开合者也。"

2. 足阳明之筋　足阳明之筋，其直行者，上头面，从鼻旁上行，与足太阳经筋相合。

足阳明之筋为目下网。张景岳认为：足太阳的细筋散布于目上，故为目上网；足阳明的细筋散布于目下，故为目下网。两筋协同作用，则可统管胞睑运动。不过，在《黄帝内经太素》及《针灸甲乙经》中皆以"网"作"纲"，后世眼科专书一般也称之为"目上纲"和

"目下纲"。

3. 足少阳之筋　足少阳之支筋结聚于目外眦,为目之外维。张景岳认为,凡眼能左右盼视者,正是此筋所为。

4. 手太阳之筋　手太阳之筋,其直行者,上行出耳上,会手少阳之筋,又前行而下,结聚于颔,与手阳明之筋相合,再向上行,联属于目外眦,与手足少阳之筋相合。

5. 手少阳之筋　手少阳之支筋上颊车,会足阳明之筋,循耳前上行,遂与手太阳、足少阳之筋交会,联属目外眦,然后上行,结聚于额角。

6. 手阳明之筋　其支筋上颊,上行结聚于颧部;其直行之筋,上出手太阳之前,左侧者行左耳前,上左额角,络头,以下右颔,而右侧此筋则上右额角,络头,下左颔,以会太阳、少阳之筋。

上述网维结聚于眼及其周围的经筋,共同作用,支配着胞睑的开合、眼珠的转动,以及头面其他筋肉的正常活动。此外,足厥阴肝之筋,虽未直接分布至眼,然而肝为罢极之本,一身之筋皆肝所生,为肝所主,足厥阴之筋联络诸筋,故与眼仍有着重要关系。

经筋如果发病,亦可引起眼部病症。《灵枢·经筋篇》说:"经筋之病,寒则反折筋急,热则筋弛纵不收。"并具体指出了足少阳筋病,若从左侧向右侧维络之筋拘急时,则右目不能张开,反之则左目不能张开。足阳明筋病,因寒则拘急,胞睑不能闭合;因热则弛纵,胞睑不能张开。此外,还指出:足之阳明、手之太阳两筋拘急时,则会引起口眼㖞斜,眼角拘急,不能猝然视物等症。这些论述对眼科临床辨证都有实用意义。

第四节　中医对干眼的认识

一、对干眼状的认识

《诸病源候论》专设"目涩候":"目,肝之外候也……上液之道……其液竭者,则目涩。"提出目涩与泪液不足相关。此处的"目涩"即"眼睛干涩",与干眼的症状类似。

《证治准绳》在目疾的分类中提出"白眼痛"、"干涩昏花症"和"神水将枯症",与现代医学所谓干眼症状类似。

《审视瑶函》:"不肿不赤,爽快不得,沙涩昏朦,名曰白涩,气分伏隐,脾肺湿热。"另取"白涩"之名,症状类似干眼。

《证治准绳·神水将枯》就有对干眼的症状描述:"视珠外神水干涩而不澄润,最不好识,虽形于言,不能妙其状,……虽有淫泪盈珠,亦不润泽,视病气色干涩,如蜓蚰唾涎之光。"

《证治准绳·干涩昏花》:"目自觉干涩不爽利,而视物昏花也,……目上必有如细细赤脉,及不润泽等病在焉,合眼养光,良久则得泪,略润开则明爽"。

《目经大成·神气枯瘁》中不仅有症状描述,"此症轮廓无伤,但视而昏花,开闭则干涩异常",还有体格检查:"掀睑细看,外面养睛神水有若蜗牛之涎,涎游于黑白之间,徒光无润"。翻开眼睑,可见泪液像"蜗牛之涎"附于黑睛与白睛之间,仅有光泽,不能起到滋润作用。

《目经大成·干涩昏花二》:"如浪如花观自在,且干且涩愁无奈……。犹夏夜燃蚊香久坐,及睡嗅目,一时涩痛不堪,得泪乃活"。此处将干眼的主要症状"干涩"感描写得非常形象——就如在燃烧的蚊香旁久坐,眼睛被熏之后那种涩痛一样。

从古籍记载来看,眼部干涩感、眼红、异物感、视疲劳、视物模糊、畏光感、疼痛感、烧灼感、流泪等症状都有相关记载。

二、对干眼病因病机的认识

《灵枢·口问》"哀而涕泣出,……,泣不止则液竭,液竭则津不灌,津不灌则目无所见矣"。指出流泪过多会导致泪液干涸,而致目失津养,终致失明。

《诸病源候论》专设"目涩候",分析了其致病原因,"目,肝之外候也……上液之道……其液竭者,则目涩"。

《证治准绳》在目疾的分类中提出白眼痛、干涩昏花症和神水将枯症的病因病机:"视珠外神水干涩而不莹润,最不好识,虽形于言不能妙其状。乃火郁蒸膏泽,故精液不清,而珠不莹润,汁将内竭,虽有淫泪盈珠,亦不润泽"。

《审视瑶函》"怕日羞明症,实虚两镜施,目疼并赤肿,络滞气行迟……不痛不赤肿,单为血家虚。"提出本病多由阴血亏虚所致。肝开窍于目,肝肾同源,肝肾阴血不足,精气不能上注于目,目失濡养则目干无泪。阴血亏少,虚火上炎,致目痒、羞明诸症。

《素问·厥论》曰:"脾主为胃行其津液者也。"即脾主运化,是指脾有吸收、输布水液的作用。人体所摄入的水液需经过脾的吸收和转化以布散全身而发挥滋养、濡润作用。《临证指南医案·脾胃》曰:"脾宜升则健。"即脾主升清,指脾气上升,将其运化的水谷精微,向上转输至心、肺、头目,并通过心肺的作用化生气血,以营养全身。"肺主行水","肺为水之上源"。肺通调水道,《素问·经脉别论》说:"饮入于胃,游溢精气,上输于脾,脾气散精,上归于肺,通调水道,下输膀胱,水精四布,五经并行。"可见,水液的输布、运行和排泄,依赖于肺的疏通和调节,来维持动态平衡。若脾虚气弱,运化水湿失职,清阳不升,水液输布失司,泪液不能上营于目,则神水将枯。

《诸病源候论·目病诸候》曰:"目为肝之外候。"肝主藏血,《审视瑶函·目为至宝论》曰:"真血者,即肝中升运于目,轻清之血,乃滋目经络之血也。"肝主泪液,润泽目珠,《素问·宣明五气篇》曰:"五脏化液……肝为泪。"《银海精微》指出:"泪为肝之液。"肾主藏精,《素问·上古天真论》谓:"肾者主水,受五脏六腑之精而藏之。"肾既藏先天之精,亦藏后天之精。肾主水,《素问·逆调论》说:"肾者水脏,主津液。"表明肾脏对体内水液的代谢和分布起着重要的作用。《诸病源候论·目候》云"其液竭者,则目涩",《灵枢·五癃津液别》曰:"五脏六腑之津液,尽上渗于目。"津液在目化为泪,为目外润泽之水;化为神水,则为眼内充养之液。肝肾阴虚,致泪液生化无源,兼有虚热蒸灼,耗伤津液,故致神水将枯。

总之,干眼的病因病机,实证多为暴风客热或天行赤眼治疗不彻底,余热未清,隐伏肺脾之络,余热灼液,泪液枯少。或是饮食不节,嗜烟饮酒,偏好辛辣之品,使脾胃蓄积湿热,气机不畅,目窍失养;虚证多为:肺阴不足目失濡,白睛属肺,肺阴不足,白睛失于濡养滋润,发为干眼。或是肝肾不足,阴血亏损,目失濡养,"肝开窍于目"且泪为肝之液,肝肾阴虚,虚火上炎,津液亏损,或郁热化火,上攻于目,灼津耗液,泪液减少,出现干眼一系列症状。故阴精亏虚是干眼发病的基础。人体是一个有机的整体,中医对本病从整体认识,针对个体辨证施治。对治疗干眼有着重大意义。

三、古代文献中的干眼治疗方法

《灵枢·口问》中记录了"补天柱经侠颈"的方法针刺治疗"津不灌则目无所见"。

《证治准绳·干涩昏花》中提出"治惟滋阴养水,略带抑火,以培其本",并认为"若误认火实,用开烙针泄之法,则有紧缩细小之患"。提出了干眼的治疗方法和误治后的结果。

《太平圣惠方》中的"眼涩痛诸方",记载了以中药内服、外洗、点眼的多种治疗方法,其中辨证多为肝经风热、上焦积热等,治疗以清泻风热为主。

附：

中西医眼部主要解剖名词对照表

中医学名称	西医学名称
眼珠(目珠、睛珠)	眼球
胞睑(眼睑、眼胞、目睥)	眼睑
上睑(上胞、上睥)	上眼睑
下睑(下胞、下睥)	下眼睑
睑内(内睑、睥内)	睑结膜
睑弦(眼弦、胞沿、眼棱、睥沿)	睑缘
睫毛	睫毛
睑裂(目缝)	睑裂
内眦(大眦)	内眦
外眦(锐眦,小眦)	外眦
泪腺(泪泉)	泪腺
泪窍(泪堂、泪膛、泪孔)	狭义泪点、广义泪道
白睛(白眼、白仁、白珠、白轮)	球结膜、前部巩膜
黑睛(黑眼、乌睛、乌珠、乌轮、黑珠、青睛、神珠)	角膜
黄仁(眼帘、虹彩)	虹膜
神水	内为房水,外为泪液
瞳神(瞳子、金井、瞳仁、瞳人)	狭义指瞳孔,广义指瞳孔及眼内组织
晶珠(黄睛、睛珠)	晶状体
神膏(护睛水)	玻璃体
视衣	视网膜、脉络膜
目系(眼系、目本)	视神经及其血管
眼带(睛带)	眼外肌
眼眶(目眶)	眼眶

第六章　干眼的检查和诊断

第一节　干眼的检查

一、询问病史

包括患者全身与眼部疾病史、手术史、全身及眼部药物治疗史、角膜接触镜配戴情况和患者的生活工作情况、加重因素及诱因等。

二、询问症状

干眼常见症状有眼部干涩感、烧灼感、异物感、针刺感、眼痒、畏光、眼红、视物模糊、视力波动等。需要询问患者有何种症状及症状的严重程度、症状出现的时间及持续时间,还要同时询问起病过程、症状发生或加重诱因和缓解条件以及全身与局部伴随症状等。

三、临床检查

1. 显微镜检查(图 6-1)　包括眼睑、睑缘及睑板腺改变、泪河高度、结膜和角膜改变等。

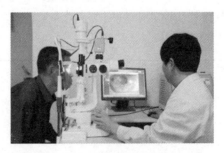

图 6-1　裂隙显微镜

图片来自:http://news.xinhuanet.com/photo/2012—06/18/c_123299426_4.htm

2. 泪河高度　泪河高度是初步判断泪液分泌量的指标。在荧光素染色后,裂隙灯显微镜下投射在角结膜表面的光带和下睑睑缘光带的交界处的泪液液平。正常泪河切面为凸形,高度为0.3～0.5 mm。

3. 泪膜破裂时间(breakup time, BUT)(图6-2)　反映泪膜的稳定性。下睑结膜滴入5～10 μl荧光素钠或使用商品化荧光素试纸条,嘱患者眨眼3或4次,自最后1次瞬目后自然平视睁眼至角膜出现第1个黑斑的时间计算,正常 BUT>10秒。

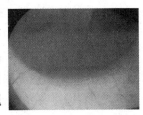

图6-2　泪膜破裂时间

4. 眼表面活体细胞染色　使用活体染色剂对缺失的角膜和结膜上皮细胞区域进行染色,可以直观地观察到结膜和角膜上皮的缺失情况,是判断干眼严重程度的重要标准。

目前国际上常用的有三种染色剂(图6-3),蓝色是丽丝胺绿染色剂(lissamine green),红色的是虎红(rose bengal, rb)染色剂,橘色的是荧光素(fluorescence)染色剂,其中荧光素染色刺激性较另外两种稍好,我国常用的是荧光素染色剂。

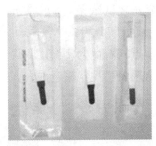

图6-3　染色剂(见彩图)

图片来源:http://test.xm2009.comwwzzxmgyw/news.asp? aid=401

(1) 荧光素染色(图6-4):其水溶液在中性及碱性条件下具有鲜艳的绿色和强的荧光,酸性条件下荧光消失。通常将荧光素钠配制成水溶液作为染色剂。荧光素钠对健康角膜上皮细胞不染色,染色损伤的角膜是通过受损细胞间隙弥散渗入基质中所致。

当细胞间连接破坏时,荧光素钠能迅速弥散渗入细胞间隙中。由于荧光素钠在基质中迅速弥散,干扰了对细胞染色还是细胞间隙染色的辨别,所以它不是理想的结膜染色剂。荧光素钠的主要优点是耐受性良好,对眼无刺激性,且具有极好水溶性:临床常用形式为1%溶液或浸有荧光素钠的试纸条(每条1~1.5 mg)。

在干眼诊断方面的应用主要有:①评估泪膜状态:用荧光素钠染色泪膜是评估泪膜状态的有效方法,泪膜不稳定,泪膜破裂时间缩短是黏液缺乏性干眼的体征。②评估泪液分泌量、清除率以及泪道功能:通过荧光素钠染料清除率试验评估泪液的分泌和排泄情况。在结膜囊内滴加标准量的荧光素钠,它在泪液中的浓度每隔10分钟通过 Schirmer 试验的试纸条进行收集,与标准液对比,来评估泪液的分泌情况,荧光分光光度测定法是测量泪液分泌、泪液体积、泪液周转率的另一方法。③用于测定角结膜上皮细胞的损伤:在结膜穹隆处滴荧光素钠溶液后检测角膜损伤如擦伤、溃疡、水肿情况等。角膜上皮损伤时通常在损伤部位荧光素钠弥散地进入细胞并累积呈现鲜绿色,在裂隙灯下用钴蓝光片观察可见上皮损伤部位。

观察患者角膜上皮是否染色,染色阳性提示角膜上皮细胞的完整性破坏。使用荧光素试纸条,钴蓝滤光片下观察。荧光素染色评分采用12分法:将角膜分为4个象限,每个象限为0~3分,无染色为0分,1~30个点状着色为1分,>30个点状着色但染色未融合为2分,3分为出现角膜点状着色融合、丝状物及溃疡等。

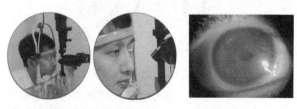

图 6-4 荧光素染色(见彩图)

(2)虎红染色(图6-5):死亡及衰变细胞膜受到破坏而被虎红染色,染色强度随着使用剂量的增加而增大。虎红着染与结膜上皮表面的多糖被破坏有关,如虎红可染色缺乏泪膜保护的上皮细胞,而不仅是缺乏活性的细胞。因此虎红可用以观察水液缺乏型干眼患者发病初期由于泪液缺乏继而导致眼表上皮细胞的变化。此外,上皮细胞发育不良、树枝状角膜溃疡或其他的上皮细胞炎症等均可干扰上皮细胞的正常黏液层,因此能被虎红染色。睑板腺功能障碍即使泪液量正常,虎红也可染色上睑结膜,即使它没有暴露。

虎红眼表染色的缺点是:①具有刺激性,患者常有刺痛感;②对细胞具有潜在毒性作用;③虎红染色呈红色,对于眼部炎症发红,不易分辨染色情况。

染色阳性反映死亡或退化的角结膜上皮细胞,或没有被正常黏蛋白层覆盖的健康上皮细胞。检查方法同荧光素试纸条法。虎红染色评分采用9分法,将眼表面分为鼻侧睑裂部球结膜、颞侧睑裂部球结膜及角膜3个区域,每一区域的染色程度分0～3分,0分为无染色,1分为少量散在点状染色,2分为较多点状染色但未融合成片,3分为出现片状染色。

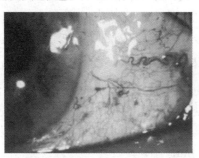

图6-5　虎红染色(见彩图)

图片来自:http://wfas.org.cn/tcmtoolsbasezhenliao/wuguan/375.html

(3)丽丝胺绿染色(图6-6):丽丝胺绿是一种具有像虎红一样的染色效果又使患者无不适感的染料,较虎红具有较好的耐受性,在评估干眼时非常有效。丽丝胺绿不染色健康的角膜上皮细胞,只染细胞膜损伤的细胞,并不抑制病毒再生,对人体组织无毒性和较好的耐受性,使得其在诊断眼表疾病中比虎红更有优势。

染色阳性同虎红染色,染色评分与虎红染色相同。该法刺激量小,易于被患者接受。

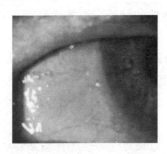

图 6-6 丽丝胺绿染色(见彩图)

图片来自:http://test. xm2009. com/wwzz/xmgyw/news. asp? aid=401

5. 泪液分泌试验(Sehirmer's test)(图 6-7)   分为 Sehirmer Ⅰ 和 SehirmerⅡ试验,又可分为是否使用表面麻醉。较常采用的为不使用表面麻醉时进行的 Schirmer Ⅰ 试验,检测的是反射性泪液分泌情况,使用表面麻醉时检测的则是基础泪液分泌情况。Schirmer 试验应在安静和暗光环境下进行。Schirmer Ⅰ 试验的方法为将试纸置入被测眼下结膜囊的中外 1/3 交界处,嘱患者向下看或轻轻闭眼,5 分钟后取出滤纸,测量湿长。Schirmer Ⅱ试验方法为将试纸置入被测眼下结膜囊的中外 1/3 交界处,嘱患者向下看或轻轻闭眼,用棉棒刺激鼻黏膜,5 分钟后取出滤纸,测量湿长。使用表面麻醉时进行 SchirmerⅡ试验可帮助鉴别 Sjögren 综合征患者,其因鼻黏膜刺激引起的反射性泪液分泌显著减少。无表面麻醉的 Schirmer Ⅰ 试验正常>10 mm/5 min,表面麻醉的 Schirmer Ⅰ 试验正常>5 mm/5 min。

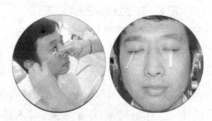

图 6-7 泪液分泌试验

图片来自:http://www. aier028. comzhyb1372994892. html

四、辅助检查

辅助检查主要包括泪膜镜检查、角膜地形图检查、共聚焦显微镜检查、泪液乳铁蛋白含量测定、泪液渗透压测定、印迹细胞学检查、睑板腺成像检查、前节 OCT 检查、泪液清除率试验、泪液蕨样变试验及血清学检查等。

1. 泪膜镜或泪膜干涉成像仪　通过观察泪膜干涉图像，可对连续眨眼过程中泪膜厚度、泪膜分布情况进行动态记录，并对泪膜的稳定性进行分级评价，还可了解泪膜的脂质层分布。

2. 角膜地形图检查(图 6-8)　了解泪膜分布的规则性。干眼患者角膜地形图角膜表面规则性指数 SRI 和表面不对称指数 SAI 增高。泪膜像差分析可帮助分析泪膜动力学特性和解释泪膜稳定性与像差及视觉质量的关系。

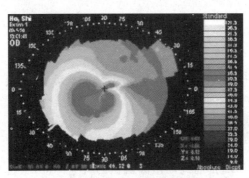

图 6-8　角膜地形图(见彩图)

3. 共聚焦显微镜检查(图 6-8)　利用共聚焦显微镜无创和高分辨率的特点可对干眼患者的角结膜组织在细胞水平进行活体形态学的观察和研究，连续观察包括角结膜上皮、基质层和内皮层等，揭示干眼的病理变化，对于干眼有一定诊断意义。

4. 泪液乳铁蛋白含量测定　泪液中乳铁蛋白值随病程进展而持续下降，可反映泪液分泌功能，能帮助诊断干眼及观察病情变化。

5. 泪液渗透压测定　利用渗透压测量仪可检测泪液的渗透压，能帮助诊断干眼。

6. 印迹细胞学检查　干眼患者可出现眼表面损害的征象,如结膜杯状细胞密度降低,核浆比增大,鳞状上皮化生,角膜上皮结膜化等。

7. 睑板腺成像检查　通过红外线睑板腺观察仪可透视睑板腺的形态,观察睑板腺有无缺失,是观察睑板腺形态学改变的客观检查方法。

8. 其他　包括泪液清除率试验、泪液蕨样变试验、泪腺或口唇黏膜活检、泪液溶菌酶测定、前节 OCT 检查和血清学检查等。

五、干眼临床检查顺序

病史询问──→症状询问──→裂隙灯显微镜检查──→BUT ──→荧光素染色──→泪液分泌试验──→睑板腺形态和功能检查──→其他所需辅助检查。

第二节　干眼的诊断

干眼的诊断应包括以下内容:①是否干眼;②干眼的病因和分类诊断;③干眼的严重程度。

一、干眼的诊断标准

干眼的诊断目前尚无国际公认的统一标准,结合其他国家及我国学者提出的标准,角膜病学组提出目前我国的干眼诊断标准:

1. 有干燥感、异物感、烧灼感、疲劳感、不适感、视力波动等主观症状之一和 BUT≤5 秒或 Schirmer Ⅰ试验(无表面麻醉)≤5 mm/5 min 可诊断干眼。

2. 有干燥感、异物感、烧灼感、疲劳感、不适感、视力波动等主观症状之一和 5 秒<BUT≤10 秒或 5 mm/5 min<Schirmer Ⅰ试验结果(无表面麻醉)≤10 mm/5 min 时,同时有角结膜荧光素染色阳性可诊断干眼。

二、干眼严重程度诊断标准

轻度:轻度主观症状,无角结膜荧光素染色。

中度:中重度主观症状,有角结膜荧光素染色,但经过治疗后体征可消失。

重度:中重度主观症状,角结膜荧光素染色明显,治疗后体征不能完全消失。

另外,我国国家中医药管理局发布的中医诊断标准为:

1. 症状为眼干涩,异物感,视力疲劳,可伴有口鼻干燥等;

2. 泪液分泌量测定 Schirmer I 低于 10 mm/5 min;

3. 泪膜破裂时间小于 10 秒;

4. 角膜荧光素钠染色后可见上皮散在点状着色≥3 分。

第七章　西医治疗

第一节　病因治疗

引起干眼的病因十分复杂,如全身性疾病、药物、环境污染、眼局部炎症反应、眼睑位置异常及年龄等,可由单一原因或者多种原因引起。寻找病因,针对病因进行治疗是提高干眼治疗效果的关键。如由全身疾病引起者,应协同相应专科共同对原发病进行治疗;与生活和工作环境有关者,如长期在空调环境内工作、经常使用电脑或夜间驾车等,应积极改善工作和生活环境;应及时停用长期全身或局部应用可引起干眼的药物及眼部化妆品。

第二节　非药物治疗

一、健康教育

介绍干眼的基本医药常识,告知治疗的目标,讲解如何正确使用滴眼液和眼膏,对严重患者告知干眼的自然病程和慢性经过(详见第九章)。

1. 长期从事电脑操作者　经常使用电脑的人易患干眼症,使用电脑时间越长,干眼的临床症状越多。建议多吃一些新鲜蔬菜和水果,同时增加维生素 A、维生素 B、维生素 C、维生素 E 的摄入。如豆制品、鱼、牛奶、核桃、青菜、大白菜、空心菜、西红柿。电脑不应放置在窗户的对面或背面,环境照明要柔和,避免光线直接照射到屏幕上反射出明亮的影像造成眼部的疲劳。勿连续操作时间过长,一般半小时后要休息,远眺或做眼保健操。工作时尽量保持在

60 cm以上距离,计算机的屏幕放低一点,且向上倾斜,使得视线能保持向下约30°,这样使颈部肌肉放松,使眼球表面暴露于空气中的面积减到最低。

2. 戴角膜接触镜者　佩戴角膜接触镜可以使干眼的症状加重。告知接触镜紧贴角膜致使上皮组织缺氧和代谢障碍,使角膜透氧性降低,应选亲水性角膜接触镜,指导其正确配戴角膜接触镜。

(附:"角膜接触镜的正确佩戴"详见第九章)

二、湿房镜及硅胶眼罩

1. 湿房镜(图7-1)　通过提供密闭环境,减少眼表面的空气流动及泪液的蒸发,达到保存泪液的目的。湿房镜适用于各种类型干眼,硅胶眼罩适用于有角膜暴露的干眼患者。

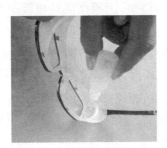

图7-1　湿房镜

图片来自:http://www.medstrong.com.cn/product/d_21_72057594037927936.htm

减少蒸发是减轻干眼状的措施之一,它不仅是蒸发过强型干眼的重要治疗方法,同时也可减轻其他类型干眼的症状。1994年Hart等应用聚氨基甲酸乙酯塑料制成双眼湿房镜。此湿房镜可为眼表提供一个相对密闭的环境,减少眼表面空气流动及泪液蒸发,进而间接达到保存泪液的目的。在干眼国际工作组按照干眼严重程度分级系统做出的治疗建议中,将湿房镜作为第二级(位于第一级人工泪液治疗之后)治疗方法予以推荐,在2013年我国干眼专家共识中也推荐佩戴湿房镜来治疗干眼。同时由于此种方法是非药物治疗,具有副作用少等优点,可作为干眼患者临床一线使用。经临床证明,此类湿房镜对于已有角膜暴露的严重干眼患者具有一定的治疗效果。

研究结果显示,每天佩戴湿房镜不少于 4 小时,并连续使用 1 周能够减轻患者的主观症状及临床体征,稳定泪膜。患者在主观症状问卷中都有明显的改善;患者在戴镜后 BUT 也明显增加。眨眼频次则明显减少,眼表保护指数(OPI. OPI = BUT/IBI)明显提高,证实了湿房镜确实具有稳定泪膜的疗效。湿房镜是一种能形成相对密闭眼表面环境的眼镜,水分在较小的空间里不断循环,维持了一定的湿度,减少空气流动和眼表面泪液蒸发,以达到间接保存泪液的目的。泪液保存在眼表有利于形成稳定的泪膜,泪膜稳定后,表现为临床体征评分明显下降,OPI 提高。泪膜的稳定还可以促进眼表上皮细胞增殖,因而能减轻角膜荧光染色。泪液蒸发的减少会降低泪液的渗透压,从而可能间接减少了眼表面的炎症,使得结膜的充血减轻,这些结果与游泳眼镜治疗视频终端综合征的疗效评定结果基本相似。还可以在湿房镜中加入侧镶板及内置湿海绵,可很好提高眼表面空气湿度,因而其效果更好。同时佩戴湿房镜也阻隔了粉尘、有毒气体等外环境对眼表的刺激,也有利于缓解干眼状。

干眼早期由于上皮细胞损害,刺激角膜神经末梢,导致不适症状增多,导致眨眼次数增加,佩戴湿房镜后,泪膜稳定性增加,上皮细胞损害减少,刺激角膜神经末梢减少,眨眼频次减少。

湿房镜可以明显改善轻中度干眼患者的症状与体征,由于其无创及无明显的副作用,可以作为干眼治疗中优先选用的物理治疗方法。但湿房镜只是通过减少蒸发而发挥治疗作用,对于部分干眼患者可能不需要联合使用人工泪液等药物,而对于大多数患者,应联合使用人工泪液等药物。在这类患者中,湿房镜也具有减少人工泪液应用频率的作用。同时湿房镜应完全视患者的需要应用,一般在患者有症状及需要时才佩戴。如患者无症状则不需要佩戴。

2. 硅胶眼罩（图 7 - 2）

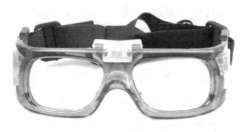

图 7 - 2　硅胶眼罩

图片来自：http://www.cnophol.com/Article/201103/Article_99922.html

三、软性角膜接触镜（图 7 - 3）

适用于干眼伴角膜损伤者，尤其是角膜表面有丝状物时，但使用时需要保持接触镜的湿润状态，也可选择高透氧的治疗性角膜接触镜。

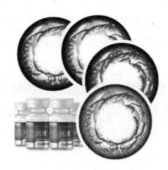

图 7 - 3　软性角膜接触镜

图片来自：http://www.yaofangwang.com/detail-202556.html

四、泪道栓塞

泪道栓塞术是目前治疗干眼最常用的方法之一，泪道栓塞植入是通过部分封闭泪液排出管道，以增加眼表面其润滑作用的自然泪液。这种治疗能够长期有效地缓解干眼状。对许多人而言泪道栓塞术可以有效减少，甚至免除人工泪液的使用。

　　泪点栓分为可降解性和永久性两种,手术方式分为下泪点植入和上、下泪点同时植入两种。

　　胶原性泪小点栓子最终会溶解,通过它可以了解这类栓子能否起到保存泪液的作用以及患者的耐受程度。

　　硅胶性泪小点栓子被认为是永久性的,但它们也易于取出。该栓子是由柔软的热力学性舒水性丙烯酸聚合物材料制造,可随眼部温度变化而自动缩短长度、增粗直径,从而与泪小管相适应,封闭泪小管的同时增加眼表自然泪液储留。整个手术过程不仅无痛、安全可靠,而且仅需 1 到 2 分钟。作为一种无损伤可逆的手术方式,SmartPlug 泪道栓塞不会因为揉眼而脱出,医生可使用平衡液从泪道将它冲出。

　　泪小点栓塞术可以保存患者自身分泌的自然泪液,使其在眼表面停留时间延长,是治疗中重度干眼的首选治疗。人工泪液仅能短暂缓解眼部不适症状,点眼 5 分钟,有 80% 的人工泪液通过泪小点流入鼻腔和咽喉。泪小点栓塞术是通过部分封闭泪液排出管道,以增加眼表面其润滑作用的自然泪液。这种治疗能够长期有效地缓解干眼状。对许多人而言泪道栓塞术可以有效减少,甚至免除人工泪液的使用。

　　治疗过程是在泪小点临时性或永久性放置一芝麻大小的栓子,这一过程只需几分钟。由于自然眼泪是通过泪小点和泪道进入鼻腔和咽喉部的,所以阻塞泪液流出通道可以使自然泪液在眼表面停留更长的时间。

五、物理疗法

　　对于睑板腺功能障碍患者应进行眼睑清洁、热敷及睑板腺按摩。

　　1. 眼睑清洁　可在洗脸或洗澡时同时进行,面部和眼睑打湿后,将洗面奶或沐浴露,也可以是婴儿香波少量(约 0.2 ml),置于双手的中指,双眼紧闭,由内侧向外侧按摩眼睑和眼睫毛根部,持续 1～2 分钟,将睑缘油脂和鳞屑除去,然后用大量清水洗净眼睑,擦干。

2. 热敷　通常在眼睑清洁后进行,将棉质敷布放于热水中,拧干,温度以不烫手为宜,折成可完全遮盖双眼的大小,置于眼部,患者闭目平卧,敷布变凉,温度低于体温后更换1~2次。

3. 睑板腺按摩

睑板腺按摩法一:患者取仰卧位,清洁、消毒眼部,将患者上睑轻微外翻暴露上睑缘,手持无菌玻璃棒按摩睑缘的睑结膜面;按摩下眼睑,叮嘱患者眼睛向上看,使用无菌玻璃棒按压睑缘,排出睑板腺体内的类脂质物质,按摩后使用棉签擦去分泌物,每周按摩2次。

睑板腺按摩法二:结膜囊表面麻醉2~3次,左手上提眼睑,大拇指(或棉棒)位于睑皮肤面加压睑板,右手持湿棉棒(或玻棒)在睑结膜面从靠穹隆部睑板向睑缘合力挤压,分别进行上、下睑按摩,疏通睑板腺开口,挤压出睑板腺分泌物(图7-4)。

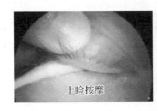
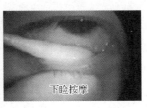

上睑按摩　　　　　下睑按摩

图7-4　睑板腺按摩法

睑板腺按摩法三:在裂隙灯下或让患者坐在靠背椅上进行,无需结膜囊表面麻醉。单手的示指位于上睑眉下和睑缘的中部,拇指位于下睑缘下方,双指自睑皮肤面合力加压睑板,并从靠穹隆部睑板向睑缘合力挤压,挤压出睑板腺分泌物,疏通睑板腺开口(图7-5),1次/2周。

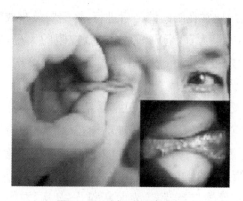

图 7-5　睑板腺按摩法三

（右下框为裂隙灯下见挤出牙膏状分泌物）

六、心理干预

对出现心理问题的干眼患者进行积极沟通疏导,必要时与心理专科协助进行心理干预治疗。

第三节　药物治疗

一、人工泪液

人工泪液为治疗干眼的一线用药,润滑眼表面是人工泪液的最主要功能,同时它可以补充缺少的泪液,稀释眼表面的可溶性炎症介质,降低泪液渗透压并减少高渗透压引起的眼表面反应,一些人工泪液中含有的特殊添加成分可有其相应疗效。对于干眼的疑似病例,可以试验性应用以辅助诊断。

（一）人工泪液的选择

临床医师应根据干眼患者的类型、程度及经济条件等特点进行个体化选择。

1. 轻度干眼宜选择黏稠度低的人工泪液。

2. 中重度干眼,伴蒸发过强者宜选择黏稠度高的人工泪液。

3. 干眼表面炎症较重、泪液动力学异常患者优先选用不含防腐剂或防腐剂毒性较少的人工泪液。

4. 脂质层异常患者应优先选用含脂质类人工泪液。

5. 有些人工泪液中的某些特殊成分能促进杯状细胞数量或角膜上皮修复，或可逆转上皮细胞的鳞状化生，在选择时应综合考虑。

6. 若须长期或高频率使用（如每天 6 次以上）时，应选不含防腐剂或防腐剂毒性较少的人工泪液。

（二）目前常用的人工泪液

1. 纤维素醚类人工泪液　常用的有羧甲基纤维素（CMC，如潇莱威滴眼液）和羟丙基甲基纤维素（HPMC，如泪然）。此类物质黏度高，富含羧基羟基等亲水基团，具有润滑和保湿作用，同时其带的负电荷能与角膜黏液蛋白黏附，延长药物在眼表的停留时间。此外纤维素醚类化合物和其相关眼药有较好的相容性，但此类物质仅对泪液生成不足型干眼效果明显。

2. 聚乙烯醇人工泪液（PVA）　聚乙烯醇人工泪液（如利奎芬）是一种水溶性高分子化合物，浓度为 1.4%，与天然泪液等渗，具有良好的成膜性和保水性，能保护泪膜脂质层，减少泪液的蒸发，不伴有黏眼和视力模糊等现象。但 PVA 黏度低，在角膜表面的存留时间较短。

3. 聚乙烯吡咯烷酮人工泪液（PVP）　健康人角膜上皮细胞间联结紧密，可以防止水和各种离子的渗透，而干眼患者的细胞间联结遭到破坏，角膜上皮失去屏障作用而渗透性增加，导致角膜呈脱水状态。2%PVP 人工泪液有润滑眼球，修复细胞间联结，恢复上皮屏障的作用。主要用于治疗黏液缺乏引起的干眼。

4. 聚乙二醇人工泪液　聚乙二醇滴眼液（如思然）属高分子聚合物，具有亲水性和成膜性，可增加泪膜黏液层的厚度。能较长时间黏附眼表并维持眼表功能，能使泪液蒸发减少，保持住泪液水分，起类似泪液的作用。治疗严重干眼时也可以增加结膜杯状细胞数量，延长泪膜破裂时间，减少角膜荧光素染色评分和结膜充血。也可应用于相对低湿度环境的正常眼或亚临床干眼。

5. 聚丙烯酸眼用凝胶(PAA) 聚丙烯酸眼用凝胶(如唯地息)是一种水溶性凝胶,由固相基质和水相分散层组成,类似泪膜的黏液蛋白胶层,可黏附在角膜表面,增加制剂在眼表面的留存时间。其聚合物骨架与泪液中的电解质作用后可释放水分,治疗中、重型干眼更为有效,用药频率也较少。但是因为其凝胶性质,可引起短时间的视物模糊。

6. 黏多糖类人工泪液 常用的有玻璃酸钠(SH,如爱丽)和硫酸软骨素(CS,如爱馨乐)。SH 是目前人工泪液中使用最广泛的黏多糖。SH 带有大量负电荷而具有较强的保水功能,同时有较高的黏度和亲和力,能在角膜表面滞留较长的时间,润滑眼表。其分子结构与泪液中的黏性糖蛋白有相似之处,易与泪液发生作用,增加泪膜的稳定性。此外还可促进角膜上皮伸展和创伤愈合,可降低眼用制剂中的防腐剂带来的不良影响。CS 结构与 HA 相似,也具有较强的保水性,能在角膜表面形成一层透气水膜,且可加速角膜损伤修复。

7. 维生素 A 人工泪液 维生素 A 人工泪液(如诺沛)中的维生素 A 对于正常角结膜上皮的生长和分化十分重要,它能有效地防止角膜、结膜上皮细胞的角化,促进泪腺细胞及杯细胞的分泌功能。

8. 几丁糖人工泪液(CCS) CCS(如眼舒康)也称为壳聚糖,属于天然多糖,不溶于水但有亲水性,具有良好的生物黏附性和组织相容性,是补充、形成黏液层的良好人工泪液替代物,还具有良好的抑菌性,对革兰阳性菌尤为明显。

(三) 处在研制阶段的人工泪液

1. 中药人工泪液 黄精多糖是黄精生物活性物质的一个重要成分,用黄精多糖制成的滴眼液有抗炎、抗渗出、抗增生的作用,可以恢复受损的结膜杯状细胞,对实验性干眼结膜有较明显改善作用。但其机制还有待进一步研究。

2. 海藻糖 海藻糖是一种自然界中广泛存在的非还原性双

糖,无不良反应,化学性质稳定。可以抑制结膜杯状细胞数目的减少,能够降低角膜上皮细胞在干燥环境中的病死率,可有效治疗中、重度干眼综合征,且疗效优于含有透明质酸或纤维素的滴眼液,提示了海藻糖滴眼液在干眼的治疗方面具有一定的应用前景。

3. 磷脂　磷脂是一种生命基础物质,也存在于泪膜脂质层中,可改善泪液的表面张力来稳定泪膜,具有较好的防粘连和润滑性能。当前更多的研究是在寻找一种亚稳态的脂类乳剂来治疗干眼。通过快速分离出油相和水相,这种亚稳态脂类乳剂能够模拟泪液脂质层中的极性与非极性脂类成分。

二、润滑膏剂(眼用凝胶、膏剂)

眼用凝胶、膏剂在眼表面保持时间较长,但可使视力模糊,主要应用于重度干眼患者或在夜间应用。

目前临床使用的凝胶有:维生素 A 棕榈酸酯凝胶、小牛血去蛋白提取物眼用凝胶、立宝舒卡波姆眼用凝胶(简称立宝舒)、重组牛碱性成纤维细胞生长因子眼用凝胶、诺沛凝胶、卡波姆眼用凝胶、唯地息凝胶等。

三、局部抗炎及免疫抑制剂

干眼会引起眼表面上皮细胞的非感染性炎症反应。眼表面炎症反应与干眼患者症状的严重程度呈正相关。炎症既是细胞损伤的原因又是结果,眼表炎症与干眼之间形成了一个恶性循环。引起眼表炎症的原因主要有以下几点:①对干燥的应激反应;②泪液渗透压升高;③泪腺释放的促炎症反应细胞因子;④瞬目异常。干眼与炎症关系分子水平上的研究主要集中在细胞因子、趋化因子和 MAPK 信号转导通路上。

抗炎和免疫抑制治疗适用于有眼表面炎性反应的干眼患者。常用药物为糖皮质激素、非甾体类抗炎药及免疫抑制剂。可根据不同的干眼类型和疾病发展情况单独或者联合使用。

1. 糖皮质激素　用于中重度干眼伴有眼部炎症反应的患者。

皮质激素是一类有效的治疗眼部炎症的抗炎药,局部应用皮质激素能达到较高的药物浓度并能减轻眼内及眼表炎症引起的症状和体征,但长期应用却有眼压升高、感染、抗药性等副作用。使用原则为低浓度、短时间,一旦炎症反应控制即停止使用,可间断使用,但应注意糖皮质激素引起的并发症。点用次数及用药时间视干眼患者眼表面炎症反应的严重程度,每天 1~4 次,炎症反应减轻应及时减少用药次数及时间。

氯替泼诺碳酸乙酯是一种脂类皮质激素,它在核心结构泼尼松龙的第二十个碳原子上有一个脂基而不是常见的酮基。氯替泼诺碳酸乙酯能减轻眼表和泪腺的炎症并能与环孢霉素 A 联合用药,与酮类皮质激素相比较,它更安全并适合长期用药。不过,还需要进一步的研究来确定其安全性。

2. 环孢素 A(Cyclosporine A,CsA)　用于中重度干眼伴有眼部炎症反应的患者。

环孢霉素(CsA)是神经钙蛋白抑制剂,主要通过阻断细胞,减少促炎细胞因子释放,并防止杯状细胞凋亡发挥其药理作用。临床试验证明,环孢霉素能减少干眼的症状和体征,并且无重大的全身性或眼部不良反应。研究认为 CsA 能增加沙眼患者的角膜厚度,局部 CsA 治疗可以改善眼表的不完整性和消除潜在的炎症。局部应用环孢霉素是一个耐受性良好的治疗方法,可能在任何涉及免疫性炎症的慢性眼表疾病中有效。美国食品与药品管理局已经批准局部应用环孢霉素 A 作为干眼的治疗方案。

3. 他克莫司(FK506)　用于中重度干眼伴有眼部炎症反应的患者。

动物实验表明,FK506 既可抑制自发性实验性自身免疫性疾病,还可防治各种器官同种或异种移植动物模型的免疫排斥反应。FK506 作用于免疫反应早期及 T 细胞激活和增殖过程中引起免疫放大效应的关键步骤,但 FK506 只有与内源性细胞内受体胞浆结合蛋白(FKBP12)结合形成 FK506-FKBP 才能发挥其药理作用。FK506 作为分子胶将钙调磷酸酶-钙调蛋白与 FK506-FKBP 粘合在一起,抑制了细胞内钙调磷酸酶活性,通过抑制 Th 细胞释放 IL-2、IL-3、IL-4、IFN-γ 等活性因子及 IL-2R 表达,使 T 细胞的增殖和免疫活性受到抑制,产生与药物相关的抑制效应。FK506 还可直接抑制 TNF-Q 基因转录,抑制 B 细胞活化。FK506 对淋巴细胞的作用较 CsA 更难逆转,其抑制 T 细胞增殖反应能力的作用无论在体外还是在体内试验都是 CsA 的数十倍到数百倍。另外,FK506 对已发生排异反应的抑制作用也比 CsA 好;细菌和病毒感染率也较 CsA 低。由于血眼屏障及 FK506 的脂溶性和高分子量的特点使 FK506 在眼部吸收大大减少,而 FK506 全身用药时也具有与 CsA 类似的肾、神经系统等毒性。

中山眼科中心成功研制出 FK506 胶体滴眼液,实验发现 0.05%FK506 滴眼后,1 小时房水药物浓度达到高峰,峰值是 18.93 ± 6.95 ng/ml。0.1%FK506 房水浓度峰值在 1~2 小时之间,2 小时的房水浓度是 28.33 ± 1.31 ng/ml。滴眼 2.5 小时后,角膜中 FK506 浓度>40 ng/ml。血液中均未测到 FK506。局部使用的 FK506 药物浓度仅为全身用药的 1%,眼部均未见明显的副作用,也未见全身使用时的毒副作用,同时也降低了药物的成本。因此,局部使用 FK506 滴眼液是一种安全有效的给药途径,从而为干眼的治疗开辟了一条新的道路。

4. 非甾体类抗炎(NSAIDs)药　用于轻中度干眼的抗炎治疗。对于有糖皮质激素并发症的高危干眼患者可优先选用。

国内临床上常用的 NSAIDs 包括吲哚美辛、双氯芬酸钠、普拉洛芬、澳芬酸钠、奈帕芬胺等。奈帕芬胺与氟米龙治疗效果相当,且对角膜染色改善速度快于双氯芬酸及澳芬酸钠。奈帕芬胺穿透角膜后,于眼内被水解酶水解为具有活性的小分子氨芬酸,理论上应比其他 NSAIDs 效果弱,故奈帕芬胺的较佳效果可能得益于其他因素,如药物高黏滞度等。双氯芬酸钠较吲哚美辛更易引起角膜敏感度下降。实际上,NSAIDs 对干眼均具一定效果。尽管各药对 COX-2 的抑制活性有高低,例如澳芬酸钠的活性远高于其他 NSAIDs,但它们在干眼治疗中的优劣仍不明确。

四、自体血清

用于重度干眼合并角膜并发症及常规人工泪液无效的重症干眼患者。

1. 血清的理化性质　血清是血液凝固后，在血浆中除去纤维蛋白分离出的淡黄色透明液体，含有氨基酸、维生素、无机物、脂质、核酸衍生物和各种生长因子。人体血清中的表皮生长因子(EGF)、转化生长因子-β(TGF-β)、维生素 A、纤维连结蛋白、P 物质、胰岛素样生长因子-l(IGF-1)、神经生长因子(NGF)等对正常上皮细胞的增殖、分化、成熟起重要作用，其所含的许多蛋白成分，不仅有抗凋亡作用，还可抑制胶原酶活性，在眼表创伤时起到保护作用。此外，血清中还含补体、免疫球蛋白等，有一定抗菌作用。它与泪液生物学及动力学特性极为相似，pH 和渗透压也几乎一致，故常应用于干眼和角膜疾病的治疗及眼表创伤的修复。

2. 自体血清治疗干眼的作用机制　Fox 等于 1984 年首次报道了用 50% 自体血清治疗 30 例干眼患者 3 周后，其中 15 例症状和体征均有改善。此后，Tsubota 等用自体血清治疗 SjÖgren 综合征患者，不仅改善了患者眼表染色情况，印迹细胞学检查还发现结膜杯状细胞数目增加，结膜上皮鳞状化生程度降低，结膜细胞黏蛋白 MUC-l 表达增高。通过研究泪液动力学与干眼的关系，认为对于干眼，血清治疗的关键是为眼表补充丢失的泪液成分，其治疗机制可能是基于多种因子的共同作用，其中 EGF、维生素 A、TGF-β是最关键的因素。在基础泪液和反射性泪液中均存在 EGF。EGF 具有促进上皮细胞增殖、迁移、抗凋亡作用；维生素 A 可防止上皮鳞状化生；TGF-β参与上皮和基质修复过程，对细胞增殖有抑制作用，从而维持正常眼表组织生长及损伤修复时细胞增殖的动态平衡。在体外实验中发现人角膜、结膜细胞株细胞凋亡与白蛋白之间呈剂量依赖性的方式减少，提示自体血清中白蛋白对细胞凋亡起抑制作用。Kojima 等认为血清白蛋白抑制细胞凋亡可能是通过活化 AKT 细胞信号通路而实现的。此外，血清中含有许多抗氧化物质,包括维生素 C、α生育酚、β胡萝卜素、胆红素等,在抗凋亡过程中发挥作用。这些物质基础及实验均表明血清对干眼有一定治疗作用。

3. 自体血清滴眼液的制备方法　患者静脉采血后,静置于 22℃环境中 2 小时促凝。待血液凝固后,取上清液离心。最后用生理盐水或 BBS 溶液稀释成患者所需要的浓度。分装后,由于血清中某些物质(维生素 A)遇光分解,滴眼液须在 4℃环境避光保存。未开封的血清滴眼液可以在－20℃的环境下保存 2～3 个月,滴眼频率在一天三次或每小时一次均可。一般认为 20％浓度的自体血清滴眼液,里面所含有的各种生长因子与泪液接近,是推荐的滴眼液浓度。

4. 自体血清滴眼液的缺点及并发症　由于自体血清滴眼液是用体液制备的,那么它就有可能被微生物感染,在使用的过程中使感染扩散。建议在制备滴眼液前,检查患者是否有 HIV、乙型肝炎、丙型肝炎、梅毒等血液传播疾病。再者,对于需要长期使用自体血清滴眼液的患者,可能会需要多次的抽取血液,增加他们贫血风险,亦或是需要使用补充铁剂来防止贫血。第三,自体血清滴眼液是不含防腐剂的,这既是优点,亦会增加滴眼液开封后被微生物污染的风险。有人分析自体血清滴眼液治疗 30 天后,滴眼液中微生物种类中就有:肺炎克雷伯菌、草绿色链球菌、假丝酵母菌、铜绿假单胞菌、金黄色葡萄球菌等等。这些需要引起注意。

五、性激素

近年发现各型干眼的发病机制与免疫反应有关,而体内性激素水平的改变可能是引起免疫反应的重要因素。

(一)雄激素与干眼的关系

在泪腺、睑板腺、角膜上皮、结膜中均有雄激素受体表达。睑板腺的腺泡上皮细胞核内有雄激素受体,雄激素可调节睑板腺功能,在保持泪膜稳定性、减少泪液蒸发方面起作用。动物实验证实雄激素可控制鼠睑板腺中 1 590 种基因的表达,这些基因多数参与睑板腺的脂质代谢。雄激素缺乏的情况下(绝经、年龄增大、干燥综合征、完全的雄激素不敏感综合征、应用抗雄激素药物),干眼的发病增加,可能与雄激素减少改变了睑板腺脂质的分泌,引发干眼。但也有研究显示,雄激素有免疫抑制作用,可能与转化生长因子 β(TGF-β)的合成有关,TGF-β 是一种重要的免疫调节和抗炎细胞因子,它可以通过减少白介素 1β(IL-1β)和肿瘤坏死因子-α(TNF-α)在泪腺中的含量而起作用。动物实验证实雄激素可以抑制兔泪腺腺泡细胞中 IL-1 介导的一氧化氮(NO)的产生,减轻眼部的炎症反应,减少干眼的发生。

(二)雌激素与干眼的关系

泪腺和睑板腺中也存在着雌激素受体,但迄今为止,有关雌激素的作用机制尚不十分明确。研究显示雌激素能刺激血管 NO 产生,引起泪腺导管的舒血管作用,绝经期体内雌激素水平降低引发干眼。雌激素参与细胞因子介导的炎症反应,雌激素水平降低可加重眼表的炎症反应,从而导致干眼。

研究还发现人角膜上皮细胞中 17-β 雌二醇对促炎细胞因子和基质金属蛋白酶(MMP)起正向调节作用,应用雌激素药物可明显增加 IL-1β、IL-6、IL-8 及 MMP-2、MMP-7、MMP-9 的 mRNA 水平。绝经期或绝经后妇女由于卵巢分泌功能减退引起睑板腺分泌活动减弱,泪膜脂质成分减少,水分蒸发过多,从而引发绝经期或绝经后妇女干眼患病率上升。

(三)性激素治疗干眼

性激素治疗是通过对绝经后妇女补充雌激素、孕激素和(或)少量雄激素,使患者体内激素水平达到正常状态的药物治疗。性激素治疗对干眼是具有治疗作用还是促进疾病发展方面存在争议。

1. 雄激素治疗干眼　系统的全身给药可使腺体淋巴细胞浸润减少,从而使其功能恢复。然而考虑到雄激素的男性化副作用,妇女给予全身雄激素治疗较少,但作为滴眼液局部应用治疗干眼应是一个有效的治疗方法,有报告经 3 个月治疗,泪膜脂质层的功能和厚度均有所恢复。酯化雌激素联合甲基睾酮可改善干眼状,但可能会增加绝经后妇女高眼压的副作用。

2. **雌激素治疗干眼** 临床研究发现,绝经后妇女接受雌激素治疗者干眼的发病明显低于未接受雌激素治疗者。但也有一些结论相反的研究,如经皮肤雌激素替代治疗能诱发干燥性角膜炎和眼部特异性炎症反应。绝经后的妇女雌激素治疗可使干眼发病风险增加30%～70%,主要依赖于性激素类型,单用雌激素者发病风险最高。性激素应用时间越长,发生干眼的危险越大,每应用36个月性激素治疗,干眼发病风险增加15%,初用者发生率较低。最近研究表明,雌激素治疗能减少泪液分泌,导致干眼。

绝经前后性激素水平与泪液产生的关系不同。绝经前,泪液产生与血清睾酮水平呈负相关,而与雌激素水平呈正相关。绝经后,关系相反,较高的雄激素水平伴随泪液产生增加,高雌激素水平伴随泪液产生减少。

六、重组人表皮生长因子

重组人表皮生长因子(rhEGF)滴眼液(图7-6)是一种包括51个氨基酸而构成的单链多肽经高度纯化之后而研制成的滴眼液。1962年Cohen等从小鼠体内分离出EGF,1975年又从人体内分离出人EGF(hEGF),并证明了它是一种可以促进细胞分离的活性物质。1983年Urdea等基因重组hEGF(rhEGF)成功,且表明它能够与天然hEGF生物学活性接近。

表皮生长因子(EGF)是一类可以使得细胞分裂、增生、分泌以及移行等的蛋白质,对结膜以及角膜上皮细胞具有非常强的促分裂与增生功能。角膜损伤之后的修复,有赖于角膜缘干细胞的分化、增殖以及分化细胞向角膜中心迁移。EGF与角膜缘干细胞膜上的EGF受体之间相结合,对细胞内的一系列信号传导途径进行激活,经过细胞中会发生一系列生化反应,从而使得RNA及DNA、蛋白质的合成速度加快,实现了细胞的迅速分化以及增殖。若给予患者人工泪液治疗,如硫酸软骨素滴眼液,只能消除干眼的部分不利因素,如外界刺激及蒸发等,仍无法解决干眼的核心问题。只有及时在损伤的局部使用外源性生长因子（如 rhEGF 滴眼液），提高干眼病症位点生长因子的水平，才可满足损伤部位生长因子受体结合的最大需求，从而改善干眼患者的不良症状。

1. 金因舒

批准文号：国药准字 S20040006,15 000 万单位/3 毫升/支。4次/天,1 滴/次。禁忌证:对天然和重组 hEGF、甘油、甘露醇有过敏史者禁用。

2. 易倍

批准文号：国药准字 S20020016。

批准日期：2010—08—09。

剂型：眼用制剂。

规格：20 000 IU(40 微克)/2 毫升/支;30 000 IU(60 微克)/3毫升/支;40 000 IU(80 微克)/4 毫升/支。

储存：4~25℃保存。将本品直接滴入眼结膜囊内,每次 1~2滴,每日 4 次,或遵医嘱。禁忌证:对天然和重组 hEGF、甘油、甘露醇有过敏史者禁用。

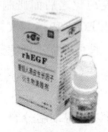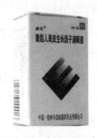

图 7-6　重组人表皮生长因子滴眼液

七、维生素 A 棕榈酸酯

1. 维生素 A 在眼表的作用　维生素 A 对于正常角结膜上皮的生长和分化十分重要。当维生素 A 缺乏时,可以使非角化上皮细胞转化为角化的鳞状上皮,当维生素 A 在培养的环境中过量时又可使鳞状上皮转化为分泌上皮。维生素 A 参与角膜糖蛋白的合成,从而为细胞移行提供黏附的基质,对于维持角膜的能量代谢也起着一定的作用;维生素 A 类化合物能够诱导细胞表面 EGF 受体的增加,从而加强 EGF 的促有丝分裂作用;维生素 A 在损伤修复后期的角膜上皮增殖分化中起着主要的作用,能够有效地促进细胞间连接的建立以及上皮细胞与基底膜之间连接的建立,防止角膜上皮角化口。维生素 A 与眼表面的黏蛋白的表达密切相关。维生素 A 缺乏可使结膜失去杯状细胞,使结膜上皮角化、增厚和鳞状化生。已证实杯状细胞的丢失先于临床病变的出现,结膜黏蛋白的生化改变更早于杯状细胞密度的改变。在累及角膜缘的角膜上皮损伤的修复过程中,结膜转分化的过程可被维生素 A 影响。如果在创伤愈合期间,有新生血管存在或诱导新生血管(有来自血液循环的维生素 A 供应)结膜转分化就会被抑制或逆转。同样,局部使用视黄醇衍生物也可使正常无血管角膜的转化过程发生停止或逆转。在研究中观察到,维生素 A 棕榈酸酯能够明显促进角膜上皮的愈合,其作用与碱性成纤维细胞生长因子相比无统计学差异,同时,角膜组织透射电镜可以看到,维生素 A 能够有效地促进细胞间连接的建立以及上皮细胞与基底膜之间连接的建立,促进各层角膜上皮细胞的增殖及分化,防止角膜上皮角化。同时,维生素 A 棕榈酸酯凝胶可促进结膜杯状细胞的再生及分泌功能的恢复,促进结膜上皮细胞间连接的建立。维生素 A 棕榈酸酯凝胶对结膜杯状细胞的保护作用明显优于重组牛碱性成纤维细胞生长因子。

2. 机械性角膜上皮损伤的联合用药　研究结果显示,机械性角膜上皮损伤不仅为角膜的损害,同时可累及结膜上皮细胞及杯状细胞,提示角膜上皮损伤为整个眼表的疾病,其完全修复亦依赖于整个眼表屏障的完整建立。研究结果说明角膜上皮损伤可同时损害结膜上皮细胞及杯状细胞,在临床治疗的同时,不仅要对角膜上皮损伤予以治疗,同时应重视对结膜上皮细胞及杯状细胞的保护,从而促进损伤的快速愈合。

维生素 A 棕榈酸酯与碱性成纤维细胞生长因子(basic fibroblast growthfactor,bFGF)是临床上常用于治疗角膜上皮损伤的药物,具有各自不同的作用机制,但多为单独用药,较少联合应用。研究通过建立保留角膜缘的机械性角膜上皮损伤模型,对维生素 A 及重组牛碱性成纤维细胞生长因子对于角膜上皮损伤愈合及结膜上皮细胞及杯状细胞的作用进行了研究。bFGF 是能够有效治疗角膜上皮损伤的药物之一,在临床当中得到了广泛的使用,具有确定的疗效。因此,本研究选用 bFGF 作为研究对照药。bFGF 能有效地刺激动物及人的角膜上皮细胞、基质成纤维细胞的增生和移行,改善角膜基质纤维板层的排列,稳定基质细胞表现型的表达(phenotypic expression),加速角膜愈合,使上皮与基底膜易于黏附,同时也能有效阻止新生血管及角膜上皮的结膜化。bFGF 在结膜创伤修复中能够促进成纤维细胞的移动和增殖,促进新生血管形成。在研究中观察到,bFGF 能够明显促进角膜上皮的愈合,其作用与维生素 A 相比无统计学差异,但不能防止角膜上皮的角化及细胞的过度增殖。造模后第 1 天,使用 bFGF 的两组其结膜上皮细胞数量基本正常,而未使用 bFGF 的两组结膜上皮细胞数量明显减少。上述研究结果提示 bFGF 对结膜上皮细胞存在部分的保护作用,但其具体机制尚需进一步的研究。bFGF 所具有的促进细胞分化和维持组织损伤修复的作用使其在临床上广泛应用于各种原因引起的角膜上皮缺损和点状角膜病变。研究结果表明,维生素 A 棕榈酸酯与重组牛碱性成纤维细胞生长因子合用时其角膜上皮愈合速度最快,同时,两药合用可促使角膜上皮正常增殖分化,细胞连接紧密,防止细胞角化。

　　维生素 A 棕榈酸酯凝胶及重组牛碱性成纤维细胞生长因子凝胶中均含有卡波姆(carbomer),即聚丙烯酸(polyacrylica cid,PAA),具有一定的黏性,可在角膜表面形成保护膜,以润滑角膜、延长泪膜破裂时间及减少眼睑对角膜上皮的机械摩擦作用,但对于角膜上皮的修复无直接作用。考虑到药物剂型对于治疗效果的影响,卡波姆基质亦对角膜上皮损伤的修复起到了一定的间接作用。因此,结合维生素 A 与 bFGF 的作用机制,在病因治疗的同时改善角膜表面的营养状态,明显促进角膜上皮的修复,并使再生的角膜上皮更加接近生理情况。维生素 A 棕榈酸酯凝胶可促进结膜杯状细胞的再生及分泌功能的恢复,促进结膜上皮细胞间连接的建立;重组牛碱性成纤维细胞生长因子能够协同维生素 A 促进结膜上皮细胞胞间连接的发育,对于结膜杯状细胞具有一定的促生长作用,对结膜上皮细胞存在部分的保护作用。

　　研究结果表明,大面积的机械性角膜上皮损伤合用维生素 A 和 bFGF 进行治疗可以取得很好的疗效,明显优于单独用药,不仅能够促进角膜上皮损伤的愈合,同时保护结膜上皮细胞与杯状细胞,更为全面地修复眼表。

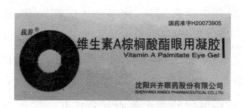

图 7 - 7　维生素 A 棕榈酸酯眼用凝胶

　　维生素 A 棕榈酸酯眼用凝胶(图 7 - 7)是目前唯一国产含有维生素 A 的第五代人工泪液,聚羧乙稀为该药的基质,其进入结膜囊后由于瞬目的运动产生凝胶——水样——凝胶的转变过程,既有效地延长了其在眼内的潴留时间,也进一步增进了泪膜的稳定性,延长了泪膜破裂时间。有研究表明,含有聚羧乙稀的滴眼凝胶的角膜接触时间比普通人工泪液增加数倍。另外,该药添加了维生素 A 棕榈酸酯,也在一定程度上使该药能维持角、结膜上皮细胞的正常生长与代谢,有效地防止角、结膜上皮细胞的角化,促进泪腺细胞及杯细胞的分泌功能。

八、四环素(强力霉素)

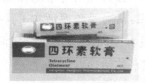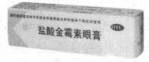

图 7 - 8　四环素、金霉素

四环素类包括四环素、土霉素(强力霉素)、金霉素等(图7-8)。

四环素是从放线菌金色链丝菌的培养液等分离出来的抗菌物质,高浓度时具杀菌作用,是现实生活中常用来治疗皮肤病的药物之一。四环素眼膏为广谱抑菌剂,高浓度时具杀菌作用。许多立克次体属、支原体属、衣原体属、螺旋体对本品敏感。肠球菌属对其耐药。四环素眼膏对淋病奈瑟菌具一定抗菌活性,但耐青霉素的淋球菌对四环素也耐药。四环素眼膏用于敏感病原菌所致结膜炎、眼睑炎、角膜炎、沙眼等,涂于眼睑内,一日1～2次。

多西环素(强力霉素)是一种半合成的四环素,现已取代天然四环素类药作为各种适应证的首选或次选药物,可以抑制体外培养的人角膜上皮细胞及结膜上皮细胞炎症因子的表达。还发现强力霉素对基质金属蛋白酶及白细胞介素1的活性也有明显的抑制作用,而基质金属蛋白酶及白细胞介素1在干眼的发病中具有重要作用。研究发现,口服强力霉素3个月可以改善慢性睑板腺炎患者睑板腺分泌物中脂质的成分,从而改善干眼状。

强力霉素滴眼液可以通过抑制TNF-a等细胞因子减轻干眼大鼠眼表的炎症反应,对大鼠泪液缺乏型干眼有一定的治疗作用。

局部滴用强力霉素可以减轻干眼兔眼表的炎症反应。但是,泪液学检测表明,单纯应用强力霉素滴眼液组的角膜荧光素染色、虎红染色及结膜杯状细胞密度与未滴药组并没有明显的差异,说明当干眼发展到一定程度以后,单纯使用强力霉素滴眼液不能取得理想的临床治疗效果。其原因我们推测可能是由于干眼发展到一定的程度后,除了眼表面"干燥"外,还存在明显的眼表炎症反应,这两种因素均可加重干眼的发展,因而,单独阻断其中某一种因素,治疗效果往往不佳甚至无效。强力霉素与甲基纤维素联合使用对干眼产生了一定的治疗效果,从另一角度证实了这一推断的可能性。这一研究结果同时也说明:当干眼发展到一定阶段,人工泪液联合抗炎制剂可能是理想的药物治疗方法。

第四节　手术治疗

对于泪液分泌明显减少,常规治疗方法效果不佳且有可能导致视力严重受损的严重干眼患者可以考虑手术治疗,但应由有经验的眼表专业医师施行。手术方式主要包括睑缘缝合术、颌下腺及唇腺移植术等。

一、睑缘缝合术

适用于顽固的持续性角膜上皮缺损(persistent corneal epithelial defects,PCED)。手术治疗采用部分永久性睑缘缝合术,具体操作过程为:局部麻醉下,用固定镊子夹住并翻转睑缘,用刀片分别于上下睑内中 1/3 及外中 1/3 交界的缘间部各做 2 道垂直于睑缘的浅层切口,切口相距约 5 mm,然后将 2 个切口之间上皮切去,并在切去上皮的睑缘区内沿灰线做深 2～3 mm 切口。在上下睑缘相对切口处做褥式缝合,即从下睑缘 3 mm 处皮肤进针,经上下睑灰线切口,从上睑缘上 3 mm 皮肤处穿出。在结扎缝线前将一小棉枕放在线圈内,结扎缝线后,应使上下睑缘切口完全接合。

术后处理:术后应用 3 g·L^{-1}氧氟沙星眼膏包眼 3～4 天,并通过眼睑中央裂隙给予针对原发病的重组牛碱性成纤维细胞生长因子滴眼液和乙酰半胱氨酸滴眼液维持治疗。每隔 1 天荧光素钠染色,裂隙灯显微镜下观察角膜上皮愈合情况。术后 10～14 天拆除眼睑缝线(图 7 - 9)。

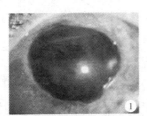
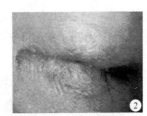

图 7-9①　部分永久性睑缘缝合术后 6 个月,眼睑已剪开,角膜上皮愈合(见彩图)

图 7-9②　部分永久性睑缘缝合术后 2 个月,眼睑切口愈合良好(见彩图)

二、颌下腺移植术

适用于重症干眼患者。

自体颌下腺移植以颌下腺分泌液代替泪液,是治疗重症角结膜干燥症的有效方法。

1. 手术适应证　患者有明显干眼症状和眼部体征,Schirmer Ⅰ试验<2 mm、泪膜破裂时间<10 秒、角膜荧光素染色阳性、其他眼科治疗失败或无效者;颌下腺分泌功能正常或部分受损但分泌功能不低于 60%,排泄功能正常者。

禁忌证:涎腺功能严重受损,行^{99m}锝涎腺功能动态显像功能严重受损,分泌功能低于 50%以下者,如干燥综合征、口腔颌面部经放射治疗者、药物过敏或自身免疫性疾病致腮腺和颌下腺功能严重损害者均不适宜该手术。

2. 手术方法　自体颌下腺移植手术均在全麻下进行。

手术步骤:

(1) 颞部弧形切口,显露颞浅动静脉;

(2) 游离颌下腺;

(3) 将游离颌下腺的颌外动脉近心端、伴行静脉、面前静脉近心端进行吻合口血管制备;

(4) 将游离颌下腺转移至颞部,行颞浅动脉-颌外动脉及颞浅静脉-面前静脉或颌外动脉伴行静脉端-端吻合;

(5) 将颌下腺导管经皮下隧道引入颞上穹隆,导管口固定于颞上穹隆部。术后 3 天所有患者均全身应用抗生素,并应用小剂量肝素抗凝药,眼局部应用抗生素眼药水及人工泪液。

3. 术后并发症及处理

(1) 腺体积液:系腺体破裂,断面唾液渗出所致。术后 1 周内可穿刺抽出潴留的唾液,但勿用力加压,以免影响移植腺体的静脉回流。

(2) 泪溢:术后移植腺体分泌过多所致,待术后 3 个月腺体分泌基本稳定后行移植腺体部分切除。腺体切除以"宁少勿多"为原则,以免腺体切除过多而出现干眼状。

（3）颌下腺导管阻塞：多因"休眠期"唾液分泌量过少，导管口瘢痕所致。术后1周应经常按摩腺体，局部热敷，促使移植腺体分泌。

（4）舌下腺囊肿：系舌下腺损伤所致，需行舌下腺切除术。

4. 自体颌下腺移植术的疗效

（1）自体颌下腺移植术后唾液泪液量的变化：颌下腺移植术后腺体功能的变化大致分4个阶段：

1）术后1～2天移植腺体无明显分泌，为短暂失功能期；

2）术后2～3天起持续3～6天，移植腺体的分泌明显增加，为暂时性泪溢期，Schirmer试验平均为26 mm；

3）术后4～8天，移植腺体由泪溢期转入休眠期，腺体分泌功能下降，持续3个月左右，Schirmer试验平均为5 mm；

4）术后3个月左右，腺体功能基本恢复，泪液分泌稳定，为功能恢复期，Schirmer试验平均为17 mm。

自体颌下腺移植手术可使泪液分泌量明显增加，能有效地改善泪液缺乏，且中远期疗效稳定。

（2）颌下腺移植术后患者视力及自觉症状的改善。

（3）颌下腺移植术后角膜移植术时机：重症角结膜干燥症患者，颌下腺移植手术首先解决了泪液缺乏问题，如患者要恢复理想视力，还需在颌下腺移植成功基础上，采取综合性治疗措施，即修复眼睑、恢复结膜囊、角膜缘干细胞移植、羊膜移植或自体角膜缘干细胞培养移植，重建眼表及恢复角膜缘干细胞功能，以期恢复眼表结构及功能。

三、唇腺移植术

手术在全身麻醉下完成，具体步骤如下：

（1）制作唇腺移植片：经过常规消毒后，从患眼同侧取富含腺泡的唇腺组织，约2.5 cm×2.0 cm，放入生理盐水中备用，唇部经电凝止血后用油纱覆盖创面（图7-10①，图7-10②）。取材后，从唇腺移植片取少量组织送病理，后期病理回报显示基本为涎腺组织小叶结构完整，腺泡及分管形态大致正常，偶见腺泡萎缩，散在淋巴细胞浸润。

（2）唇腺移植：从患眼上下窍隆部水平剪开角膜，注意避免损伤眼外肌，有睑球粘连的患者先行黏连分离，制作植床后，将唇腺移植片水平均分为二，即各约 2.5 cm×1.0 cm（图 7-10），患者术后常规应抗菌眼药水如0.5％左氧氟沙星滴眼液和肝素钠注射液配药点眼，每日 4 次，直到术后眼表炎症吸收；口服克拉露索分散片 0.25 g，每日 2 次，共 3 天。

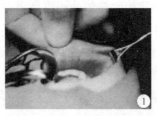

图 7-10① 从患者患眼同侧下唇部取材，可见黏膜下丰富的腺泡

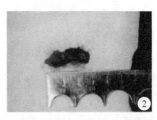

图 7-10② 取下的备移植唇腺组织，大小约 2.5 cm×2.0 cm

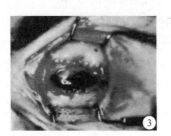

图 7-10③ 植到上下方穹隆部的唇腺腺体

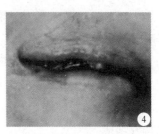

图 7-10④ 患者外眼像，外观尚满意

第八章 干眼的中医治疗

第一节 中药辨证分型

干眼属中医"白涩症"、"干涩昏花症"、"神水将枯"、"燥症"等范畴。其发病与心、肝、肾、脾、肺均关系密切。《诸病源侯论》论述"目涩症"的病机为："目，肝之外侯也……上液之道……其液竭者，则目涩。"《素问·宣明五气篇》曰："五脏化液……肝为泪"，说明了目涩与肝的关系。《素问·五癃津液别》曰："五脏六腑津液尽上渗于目。"《素问·逆调论》曰："肾者水脏，主津液。"肾脏对体内水液的代谢和分布起重要的作用，肾气肾精充足，则津液生化有源，输布于目，则目珠润泽。《灵枢·大惑论》又云："五脏六腑之精气，皆上注于目而为之精。"肝开窍于目，泪为肝之液，又肝藏血，肝受血而目能视；肾生脑髓，目系属脑，肾主津液，上润目珠；脾输精气，上贯于目，脾气上升，目窍通利；肺为气主，气和目明；心主藏神，目为心使。由此可见津液的输布及津液的生成均与五脏六腑关系密切，而不单纯是津液亏虚，燥邪所致(详见第五章相关内容)。

中医对干眼的治疗应该仔细询问患者局部及全身症状，综合舌诊和脉诊以辨证论治。干眼的辨证治疗其实更考验一名中医眼科医师的内科诊治水平。具体思路如下：干眼的发生主要是津液不能润泽目珠，一方面是津液(泪液)生成不足，另一方面则是津液(泪液)输布不及。津液生成不足又分虚实两方面。实证主要表现为燥邪伤阴、阳明热盛伤阴和外感热邪伤阴；虚证主要表现为肝肾阴虚、脾气虚弱及肺阴不足。津液输布不及又分为肝之升发、疏泄功能受阻，称之津液"升不上去而不能布达"；肺之肃降、通调功能受累，称之为"降不下来"；同时中焦脾胃气机枢杠阻滞而使津液输布发生异常，称之为"中焦不和"。脾气不升则肝之升发泄泻化生泪液功能受之影响,胃气不降则肺之肃降功能受到影响,使在上的心火不能顺利下炎而上灼津液(泪液)。"升不上去"主要是由于肝之阴血不足而表现为肝气郁滞、郁久化热生风;"降不下来"主要表现为肺气上逆,肺热伤津,同时心火不能下炎而耗津液。另外目为心之使。故心阳不足,推动无力而致津液不能敷布,而心阳不足与肝血虚、脾气虚等升阳不足有关,故可归于"升不上去"。

在临床应用上,由于现代生活节奏的加快,各种视频终端、空调的频繁使用,以及空气污染等外在影响因素的增多,干眼的眼部表现虽然大体相同。但辨证上却是错综复杂的。有虚、实及虚实夹杂,甚至有阴阳假象的出现。因此,在临床上要注意抓主症,现细辨各证型的主症及治疗如下。

一、燥邪伤阴

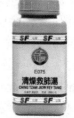

图 8-1　清燥救肺汤
图片来自:http://www.9xty.net

多发于秋季,或素体阴虚之人,表现为眼干、口干、口渴,皮肤干,舌质红少苔,脉浮数。

治疗以清燥救肺汤(图 8-1)加减。

桑叶 9 g(经霜者,去枝、梗);石膏 7.5 g(煅);甘草 3 g;人参 2.1 g;胡麻仁 3 g(炒研);真阿胶 2.4 g;麦门冬 3.6 g(去心);杏仁 2.1 g(泡,去皮,尖,炒黄);枇杷叶 1 片(刷去毛,蜜涂炙黄)(方出《医门法律》卷四)。

用法:用水 250 ml,煎至 150 ml,分二至三次热服。痰多,加贝母、瓜蒌;血枯,加生地黄;热甚,加犀角、羚羊角,或加牛黄。

二、阳明热盛

主要表现为眼发红,易汗出、口渴、怕热、脉洪大。患者症状中不一定有以上四条完备,只要抓住肺胃热盛、气津两伤的病机就可诊断为此型。

治疗以白虎人参汤(图 8-2)加减。

知母 18 g;石膏 30~45 g(碎,绵裹);甘草 6 g(炙);粳米 12 g;人参 9 g。

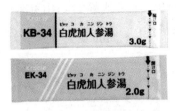

图 8－2　白虎人参汤

图片来自：http://www.9xty.net

用法：上五味，以水 1 L，煮米熟汤成，去滓。温服 200 ml，一日三次分服。

三、感受外邪

多见于外感风寒之邪后。可见发热，易汗出，恶风或寒，脉浮缓。此为太阳中风症，治疗可用桂枝汤加减。

桂枝 9 g；芍药 9 g；生姜 9 g；大枣 3 枚；甘草 6 g（方出《伤寒杂病论》）。

用法：水煎服。本方服法也极为讲究，首先是药煎成取汁，"适寒温"服，"服已须臾，啜热稀粥"，借水谷之精气，充养中焦，不但易为酿汗，更可使外邪速去而不致复感。同时"温覆令一时许，"即是避风助汗之意。待其"遍身漐漐(zhí zhí)，微似有汗者，"是肺胃之气已合，津液得通，营卫和谐，腠理复固，所以说"益佳"。至于服后汗出病瘥，停后服；不效，再服，"乃服至二、三剂"；以及禁食生冷黏腻，酒肉臭恶等，尤其是"不可令如水流漓，病必不除，"是服解表剂后应该注意的通则。

四、肝肾阴虚

多为中老年人，主要表现为眼干涩、腰膝酸软，舌质红少苔，脉弦细数。偏肝阴虚者以一贯煎加减。偏肾阴虚者以六味地黄丸加减。

一贯煎：北沙参 20 g；麦门冬 10 g；生地黄 15 g；当归 8 g；枸杞子 15 g；川楝子 12 g。用水煎服，每日 1 剂，分 2～3 次服（方出《柳州医话》）。

六味地黄丸(图 8-3):熟地黄 24 g;山萸肉 12 g;干山药 12 g;泽泻 9 g;牡丹皮 9 g;茯苓 9 g(去皮)(方出《小儿药症直诀》)。

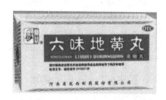

图 8-3 六味地黄丸

图片来自:http://www.9xty.net

五、脾气虚弱

素有脾胃虚弱之人,主要表现为眼干涩,睁眼困难,少气懒言,面色萎黄,纳呆,便溏等症状。治疗以人参健脾丸、补中益气汤加减。

人参健脾丸(图 8-4):人参 25 g;白术(麸炒)150 g;茯苓 50 g;山药 100 g;陈皮 50 g;木香 12.5 g;砂仁 25 g;炙黄芪 100 g;当归 50 g;酸枣仁(炒)50 g;远志(制)25 g(方出《中华人民共和国药典》)。以上十一味,粉碎成细粉,过筛,混匀。每 100 g 粉末用炼蜜 40~50 g 加适量的水泛丸,干燥,制成水蜜丸;或加炼蜜 110~120 g 制成大蜜丸,即得。

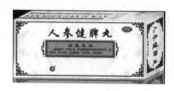

图 8-4 人参健脾丸

图片来自:http://www.9xty.net

用法:每丸重 6 g,每次 2 丸,一日 2 次。

补中益气丸(图 8-5):炙黄芪 200 g;党参 60 g;炙甘草 100 g;白术(炒)60 g;当归 60 g;升麻 60 g;柴胡 60 g;陈皮 60 g。以上八味,粉碎成细粉,过筛,混匀。另取生姜 20 g、大枣 40 g 加水煎煮二次,滤过。取上述细粉,用煎液泛丸,干燥,制成水丸;或将生姜和大枣的煎液浓缩,每 100 g 粉末加炼蜜 100～120 g 及生姜和大枣的浓缩煎液,制成小蜜丸;或每 100 g 粉末加炼蜜 100～120 g 制成大蜜丸,即得。

用法:口服。一次 1 袋(6 g),一日 2～3 次。

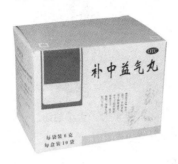

图 8‑5 补中益气丸

图片来自:http://www.9xty.net

六、少阳不和

多见于中青年患者,主要表现为口苦、咽干、耳鸣、胁肋部胀痛不适,舌质淡苔薄白,脉弦细。治疗以小柴胡汤、大柴胡汤加减。

小柴胡汤(图8‑6):柴胡 12 g;黄芩 9 g;人参 6 g;半夏 9 g;炙甘草 5 g;生姜 9 g;大枣 4 枚(方出《伤寒杂病论》)。

用法:上七味,以水 12 L,煮取 6 L,去滓,再煎,取 3 L,温服 1 L,日三服(现代用法:水煎二次,分二次温服)。

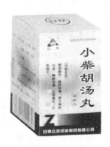

图 8‑6 小柴胡汤

图片来自:http://www.9xty.net

大柴胡汤(图8‑7):柴胡 15 g;黄芩 9 g;芍药 9 g;半夏 9 g;生

姜 15 g；枳实 9 g；大枣 4 枚；大黄 6 g(方出《金匮要略》)。

用法：水煎 2 次，去渣，再煎，分两次温服。

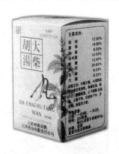

图 8-7　大柴胡汤

图片来自：http://www.9xty.net

七、肝血虚致肝郁

患者常有熬夜、过度用眼或过食辛辣食物及长期饮白酒等不良生活习惯，眼部及全身表现为眼干涩、异物感，甚至睁眼困难，怕冷，手足发凉，女性表现为月经量少，经期短，舌质淡苔薄白，脉沉细。治疗以四逆散加减，由肝郁导致脾虚者，除以上症状外还有纳呆、便溏者可用逍遥散加减。

四逆散(图 8-8)：柴胡 6 g；枳实 6 g；芍药 6 g；炙甘草 6 g(方出《伤寒论》)。

用法：白饮和服 3 g，一日 3 次。

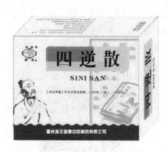

图 8-8　四逆散

图片来自：http://www.9xty.net

逍遥丸(图 8-9)：柴胡 15 g；当归 15 g；白芍 15 g；白术 15 g；茯苓 15 g；生姜 15 g；薄荷 6 g；炙甘草 6 g(方出《太平惠民和剂局方》)。

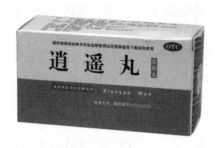

图 8－9　逍遥丸

图片来自：http://www.9xty.net

用法：每 8 丸相当于原材料 3 g。口服。一次 8 丸，一日 3 次。

八、肝血虚致血瘀

患者同样有上述不良生活习惯，女性患者表现为月经量多，有血块及月经血有腥味，舌质暗，脉沉涩。治疗以血府逐瘀汤（图 8－10）加减。

桃核 50 个（去皮、尖）；桂枝 6 g（去皮）；大黄 12 g；甘草 6 g（炙）；芒消 6 g。

用法：上五味，以水 700 ml，煮前四味，取 300 ml，去滓，纳芒消，更上火微沸，下火，空腹时温服 100 ml，日三服。当微利。

图 8－10　血府逐瘀汤

图片来自：http://www.9xty.net

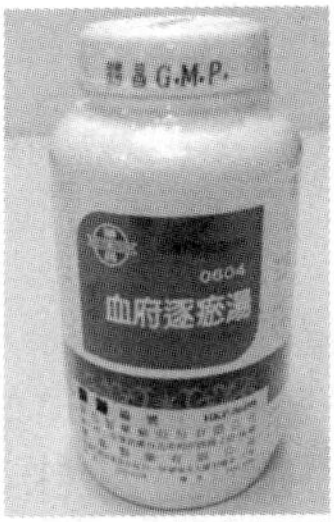

九、肺热伤津

表现为眼干、眼红、分泌物多，口渴喜冷饮，汗出，舌质红少苔，脉浮数。治疗以桑白皮汤加减。

桑白皮 2.4 g；半夏 2.4 g；苏子 2.4 g；杏仁 2.4 g；贝母 2.4 g；山栀 2.4 g；黄芩 2.4 g；黄连 2.4 g。

用法：上药用水 400 ml，加生姜 3 片，煎至 320 ml，通口服。

十、胃热脾寒

多见于年轻患者，有心下痞满，腹胀，口疮，部分病人有便溏。

此为中焦脾胃寒热错杂,宜半夏泻心汤加减;久病之后出现脏寒宜乌梅丸加减。

半夏泻心汤(图 8‐11):半夏 9 g;黄芩 6 g;干姜 6 g;人参 6 g;炙甘草 6 g;黄连 3 g;大枣 4 枚(方出《伤寒论》)。

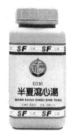

图 8‐11　半夏泻心汤

图片来自:http://www.9xty.net

用法:上七味,以水 10 L,煮取 6 L,去滓,再煎,取 3 L,温服一升,日三服(现代用法:水煎服)。

乌梅丸(图 8‐12):乌梅 300 枚;细辛 84 g;干姜 140 g;黄连 224 g;当归 56 g;附子 84 g(去皮,炮);蜀椒 56 g(出汗);桂枝(去皮) 84 g;人参 84 g;黄柏 84 g(方出《伤寒论》)。

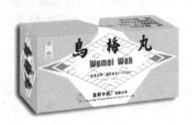

图 8‐12　乌梅丸

图片来自:http://www.9xty.net

用法:上十味,各捣筛,混合和匀;以苦酒渍乌梅一宿,去核,蒸于米饭下,饭熟捣成泥,和药令相得,纳臼中,与蜜杵二千下,丸如梧桐子大。空腹时饮服 10 丸,一日 3 次,稍加至 20 丸。

十一、脾胃湿热

多见于肥胖、饮大量白酒、有过食肥甘厚味的中青年患者,眼部及全身表现为眼干、发黏、有分泌物、口发黏、大便黏滞不爽,里急后重,汗多,舌质淡,苔黄腻,脉滑数。治疗以三仁汤或甘露饮加减。

三仁汤:杏仁 15 g;飞滑石 18 g;白通草 6 g;白蔻仁 6 g;竹叶 6 g;厚朴 6 g;生薏仁 18 g;半夏 15 g(方出《温病条辨》)。

用法：上药用甘澜水 2 L，煮取 750 ml，日三服。

甘露饮（图 8 - 13）：枇杷叶 等分（刷去毛）；干熟地黄 等分（去土）；天门冬 等分（去心，焙）；枳壳 等分（去瓤，麸炒）；山茵陈 等分（去梗）；生干地黄 等分；麦门冬 等分（去心，焙）；石斛 等分（去芦）；甘草 等分（炙）；黄芩 等分（方出《太平惠民和剂局方》）。

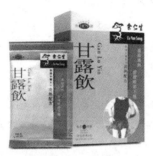

图 8 - 13　甘露饮

图片来自：http://www.9xty.net

用法：每服二钱，水一盏，煎至七分，去滓温服，食后，临卧。小儿一服分两服，仍量岁数，加减与之。

十二、心阴血不足

多见于老年患者，主要表现为眼干涩，常伴有胸闷心悸，舌质淡苔薄白，脉沉涩或结代。治疗以炙甘草汤加减。

附:

常用中成药

1. 复方血栓通胶囊

组成:三七、丹参、黄芪、玄参。

用法:口服。一次3粒,一日3次。

禁忌:(1)孕妇禁服。(2)对本品过敏者禁服。

2. 珍珠明目滴眼液

组成:珍珠液、冰片。

功效:清肝、明目、止痛。用于早期老年性白内障、慢性结膜炎、视疲劳等。能近期提高早期老年性白内障的远视力,并能改善眼胀眼痛,干涩不舒,不能持久阅读等症状。

用法:滴入眼睑内,滴后闭目片刻。一次1~2滴,一日3~5次。

3. 麝香明目滴眼液

组成:珍珠、麝香、冬虫夏草、石决明、黄连、黄柏、大黄、冰片、蛇胆、猪胆膏、炉甘石、紫苏叶、荆芥。

功效:消翳明目,用于老年性初、中期白内障。

用法:滴眼。取本品1支(0.3 g)倒入装有5 ml生理盐水的滴眼瓶中,摇匀,即可滴眼,每次3滴(每滴1滴闭眼15分钟)。

4. 复方熊胆滴眼液

组成:熊胆粉、天然冰片。辅料:硼砂、硼酸、氯化钠、尼泊金。

功效:清热降火、明目退翳。用于肝火上炎、热毒伤络型之急性细菌性结膜炎,流行性角结膜炎。

用法:滴眼,每次1~2次,一日6次,或遵医嘱。

5. 熊胆胶囊

组成:熊胆粉。

功效:清热、平肝、明目,用于惊风抽搐,咽喉肿痛。

用法:口服。一次2~3粒,一日3次。或遵医嘱。

不良反应:少数病人出现腹痛、腹泻及胃部刺激症状。

禁忌证:孕妇禁用。

6. 马应龙八宝眼膏

组成:炉甘石、冰片、硼砂、牛黄、珍珠、麝香、琥珀、硇砂。辅料:凡士林、羊毛脂。

功效:退赤,去翳。用于眼睛红肿痛痒,流泪,沙眼,眼睑红烂。

用法:点入眼睑内,一日2~3次。

7. 冰珍去翳滴眼液

组成:冰片、珍珠。

功效:去翳明目。用于老年性白内障初发期。

用法:滴于眼睑内,一次1~2滴,一日3~4次,滴眼后闭目2~3分钟。

禁忌证:眼部有创伤及溃疡者禁用。

8. 石斛夜光丸

组成:石斛、人参、山药、茯苓、甘草、肉苁蓉、枸杞子、菟丝。

功效:滋阴补肾,清肝明目。用于肝肾两亏,阴虚火旺,内障目暗,视物昏花。

用法:口服。一次1丸,一日2次。

9. 石斛明目丸

组成:川芎、磁石、地黄、防风、茯苓、甘草、枸杞子、黄连、蒺藜、菊花、决明子、苦杏仁、麦冬、牛膝、青葙子等。

功效:平肝清热,滋肾明目。用于肝肾两亏,虚火上升引起的瞳孔散大夜盲昏花,视物不清,内障抽痛,头目眩晕,精神疲倦。

用法:口服。一次6 g,一日2次。

10. 明目羊肝丸

组成:羊肝、青葙子、葶苈子、地肤子、细辛、菟丝子、车前子、黄芩、泽泻、决明子、熟地黄、肉桂、茯苓、枸杞子、苦杏仁、麦冬、茺蔚子、五味子、防风、蕤蕤。

功效:滋阴明目。用于肝肾衰弱,精血不足,发为青盲,视物昏花,瞳孔散大,两目干涩,迎风流泪,目生内障。

用法:口服,一次1丸,一日3次。

11. 金花明目丸

组成:熟地黄、盐菟丝子、枸杞子、五味子、白芍、黄精、党参、川芎、菊花、炒决明子、车前子(炒)、密蒙花等。

功效:补肝,益肾,明目。用于老年性白内障早、中期属肝肾不足、阴血亏虚证,症见:视物模糊、头晕、耳鸣、腰膝酸软等。

用法:口服。一次4 g,一日三次,饭后服。一个月为一疗程,连续服用三个疗程。

12. 和血明目片

组成:蒲黄、丹参、地黄、墨旱莲、菊花、黄芩(炭)、决明子、车前子、茺蔚子、女贞子、夏枯草、龙胆、郁金、木贼等。

功效:凉血止血、滋阴化瘀、养肝明目。用于阴虚肝旺,热伤络脉所引起的眼底出血。

用法:口服。一次 5 片,一日 3 次。

13. 芪明颗粒

组成:黄芪、葛根、地黄、枸杞子、决明子、茺蔚子、蒲黄、水蛭。

功效:益气生津、滋养肝肾、通络明目。用于 2 型糖尿病视网膜病变单纯型,中医辨证属气阴亏虚、肝肾不足,目络瘀滞证,症见视物昏花、目睛干涩、神疲乏力、五心烦热、自汗盗汗、口渴喜饮、便秘、腰膝酸软、头晕、耳鸣。

用法:开水冲服。一次 1 袋,一日 3 次。疗程为 3~6 个月。

14. 明目滋肾片

组成:地黄、女贞子、枸杞子、菊花、决明子、牛膝、蔗糖。

功效:滋补肝肾,明目。用于肝肾阴虚所致的目暗,头晕耳鸣,腰膝酸软。

用法:口服,一次 6 片,一日 3 次。

15. 障眼明片

组成:白芍、车前子、川芎、党参、甘草、葛根、枸杞子、黄柏、黄精、黄芪、菊花、决明子、蔓荆子、密蒙花、青葙子、肉苁蓉、蕤仁、山茱萸、升麻、石菖蒲、熟地黄、菟丝子。

功效:补益肝肾,退翳明目。用于初期及中期老年性白内障。

用法:口服,一次 4 片,一日 3 次。

16. 复方决明片

组成:决明子(微炒)、菟丝子(炒)、制何首乌、远志(甘草制)、升麻、五味子、石菖蒲、丹参、黄芪、鹅不食草、桑椹、冰片。

功效:养肝益气,开窍明目。用于气阴两虚证的青少年假性近视。

用法:口服,一次 4~8 片,一日 2 次;两个月为一疗程。

17. 消朦片

组成:珍珠层粉、葡萄酸锌。

功效:明目退翳,镇静安神。用于角膜云翳、斑翳、白斑、白内障及神经衰弱。

用法:口服,一次 3 片,一日 3 次。

18. 明目地黄丸

组成:熟地黄 160 g,山茱萸(制)80 g,牡丹皮 60 g,山药 80 g,茯苓 60 g,泽泻 60 g,枸杞子 60 g,菊花 60 g,当归 60 g,白芍 60 g,蒺藜 60 g,石决明(煅)80 g。

功效:滋肾,养肝,明目。用于肝肾阴虚,目涩畏光,视物模糊,迎风流泪。

用法:口服。大蜜丸一次1丸,一日2次。浓缩丸一次8~10丸,一日3次。

19. 复明片

组成:羚羊角、蒺藜、木贼、菊花、车前子、夏枯草、决明子、人参、山茱萸(制)、石斛、枸杞子、菟丝子、女贞子、石决明、黄连、谷精草、木通、熟地黄、山药、泽泻、茯苓、牡丹皮、地黄、槟榔。

功效:滋补肝肾,养阴生津,清肝明目。用于青光眼,初、中期白内障及肝肾阴虚引起的羞明畏光,视物模糊等病。

用法:口服。一次5片,一日3次,每疗程30天。

20. 杞菊地黄丸

组成:熟地黄、山萸肉、干山药、泽泻、牡丹皮、茯苓(去皮)、枸杞子、菊花。

功效:滋肾,养肝,明目。肝肾阴虚证。两目昏花,视物模糊,或眼睛干涩,迎风流泪等。

用法:上为细末,炼蜜为丸,如梧桐子大,每服三钱(9 g),空腹服。

21. 明目蒺藜丸

组成:黄连、川芎、白芷、蒺藜(盐水炙)、地黄、荆芥、旋覆花、菊花、薄荷、蔓荆子(微炒)、黄柏、连翘、密蒙花、防风、赤芍、栀子(姜水炙)、当归、甘草、决明子(炒)、黄芩、蝉蜕、石决明、木贼。

功效:清热散风,明目退翳。用于上焦火盛引起的暴发火眼,云蒙障翳,羞明多眵,眼边赤烂,红肿痛痒,迎风流泪。

用法:口服。一次9 g,一日2次。

22. 琥珀还睛丸

组成:琥珀、菊花、青葙子、黄连、黄柏、知母、石斛、地黄、麦冬、天冬、党参(去芦)、山药、茯苓、甘草(蜜炙)、枳壳(去瓤麸炒)、苦杏仁(去皮炒)、当归、川芎、熟地黄、枸杞子、沙苑子、菟丝子、肉苁蓉(酒炙)、杜仲(炭)、羚羊角粉、水牛角浓缩粉。

功效:补益肝肾,清热明目。用于肝肾两亏,虚火上炎引起:内外翳障,瞳仁散大,视力减退,夜盲昏花,目涩羞明,迎风流泪。

用法:口服。一次8 g,一日2次。

23. 开光复明丸

组成:栀子(姜炙)、黄芩、黄连、黄柏、大黄、龙胆、蒺藜(去刺盐炒)、菊花、防风、石决明、玄参、红花、当归尾、赤芍、地黄、泽泻、羚羊角粉、冰片。

功效:清热散风,退翳明目。用于肝胆热盛引起:暴发火眼,红肿痛痒,眼睑赤烂,云翳气蒙,羞明多眵。

　　用法:口服。一次1~2丸,一日2次。

　　禁忌证:孕妇及脾胃虚寒者忌服。

　　24. 和血明目片

　　组成:蒲黄、丹参、地黄、墨旱莲、菊花、黄芩(炭)、决明子、车前子、茺蔚子、女贞子、夏枯草、龙胆、郁金、木贼、赤芍、牡丹皮、山楂、当归、川芎。辅料为糊精、硬脂酸镁。

　　功效:凉血止血、滋阴化瘀、养肝明目。用于阴虚肝旺,热伤络脉所引起的眼底出血。

　　用法:口服,一次5片,一日3次。

　　禁忌证:孕妇禁用。

　　25. 明目上清丸

　　组成:桔梗、熟大黄、天花粉、石膏、麦冬、玄参、栀子、蒺藜、蝉蜕、甘草、陈皮、菊花、车前子、当归、黄芩、赤芍、黄连、枳壳、薄荷脑、连翘、荆芥油。

　　功效:清热泻火,散风止痛。用于头痛眩晕,目赤耳鸣,咽喉肿痛,口舌生疮,牙龈肿痛,大便燥结。

　　用法:口服,一次9g,一日1~2次。

第二节　针灸治疗

一、治疗干眼的常用穴位

　　1. 睛明　本穴为手足太阳、足阳明、阴跷、阳跷五脉交会穴,是治疗眼病的必用之穴。其位邻眼睛,在黏膜组织上,因擅治目疾,有明目之功而得名。又名"泪孔"(《甲乙经》)、"目内眦"(《素问·气府论》)、"泪空"(《针灸聚英》)。

　　【定位】目内眦角稍上方凹陷处(图8-14)。

　　【操作】嘱患者闭目,医者左手轻推眼球向外侧固定,左手缓慢进针,紧靠眶缘直刺0.5~1寸。遇到阻力时,不宜强行进针,应改变进针方向或退针。不捻转,不提插(或只轻微地捻转和提插)。出针后按压针孔片刻,以防出血。针具宜细,消毒宜严。禁直接灸。

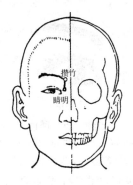

图 8 - 14　睛明

2. 攒竹　出自《针灸甲乙经》，属足太阳膀胱经。攒竹名意指膀胱经湿冷水气由此吸热上行。本穴物质为睛明穴上传而来的水湿之气，因其性寒而为吸热上行，与睛明穴内提供的水湿之气相比，由本穴上行的水湿之气量小，如同捆扎聚集的竹杆小头一般（小头为上部、为去部，大头为下部、为来部），故名攒竹。

【定位】在面部，当眉头陷中，眶上切迹处（图 8 - 15）。

【操作】平刺 0.5～0.8 寸。禁直接灸。

3. 鱼腰　经外奇穴。穴位首见于元代《银海精微》；明代《医学小经》始用本穴名。具有疏风通络明目的功效。

【定位】目正视。瞳孔直上，眉毛中。

【操作】平刺 0.3～0.5 寸。

4. 瞳子髎　瞳子，指眼珠中的黑色部分，为肾水所主之处，此指穴内物质为肾水特征的寒湿水气。髎，孔隙也。该穴名意指穴外天部的寒湿水气在此汇集后冷降归地。本穴为胆经头面部的第一穴，胆及其所属经脉主半表半里，在上焦主降，在下焦主升，本穴的气血物质即是汇集头面部的寒湿水气后从天部冷降至地部，冷降的水滴细小如从孔隙中散落一般，故名。《甲乙经》："手太阳，手、足少阳之会。"《铜人》："治青盲目无所见，远视疏疏，目中肤翳，白膜，目外眦赤痛。"《大成》"治眼出目眩，瞳子痒。"

【定位】位于人体的面部，眉毛内侧边缘凹陷处（当眉头陷中，眶上切迹处）。

【操作】平刺 0.5～0.8 寸。禁直接灸。

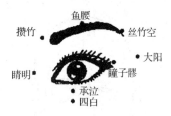

图 8－15 攒竹

图片来自：http://focus.kankanews.com/c/2013－08－08/0042383502.shtml

5. 四白 足阳明胃经腧穴，四白穴出《针灸甲乙经》，属足阳明胃经。"四"指四方、四野，"白"有光明之义，主治目疾。《图翼》："头痛目眩，目赤生翳，瞤动流泪"。

【定位】位于人体面部，瞳孔直下，当眶下孔凹陷处。

【操作】直刺或斜刺 0.3～0.5 寸，或沿皮透刺睛明；或向外上方斜刺 0.5 寸入眶下孔。

6. 承泣 承，受也。泣，泪也、水液也。承泣名意指胃经体内经脉气血物质由本穴而出。胃经属阳明经，阳明经多气多血。多气，即是多气态物；多血，血为受热后变为的红色液体，也就是既多液又多热。胃经的体表经脉气血运行是由头走足，为下行，与其构成无端循环的胃经体内经脉部分，气血物质的运行则为散热上行。本穴物质即为胃经体内经脉气血上行所化，在体内经脉中，气血物质是以气的形式而上行，由体内经脉出体表经脉后经气冷却液化为经水，经水位于胃经之最上部，处于不稳定状态，如泪液之要滴下，故名承泣。擅治目疾。

【定位】位于面部，瞳孔直下，当眼球与眶下缘之间。

【操作】以左手拇指向上轻推眼球，紧靠眶缘缓慢直刺 0.5～1.5 寸，不宜提插，以防刺破血管引起血肿。

7. 新明 1

【定位】位于耳郭之后下方，耳垂后皮肤皱襞之中点，或颞骨乳突与下颌支后缘间之凹陷前上五分处。

【操作】针体与皮肤成 60°角，向前上方快速进针，针尖达耳屏间切迹后，将耳垂略向前外方牵引，针体与身体纵轴成 45°角向前上方徐徐刺入，当针体达下颌骨髁状突浅面，深度为 1～1.5 寸时可获得针感；若针感不明显时，可再向前上方刺入五分；若针感仍不明显,可稍改变针尖刺入方向,耐心寻找至获得满意针感,使针感传导至眼区。

8. 新明 2

【定位】位于眉梢上一寸,外开五分处。

【操作】针尖向额部成水平位刺入,缓慢进针五至八分。

9. 上睛明

【定位】睛明穴上 2 分。

【操作】平刺 0.5～0.8 寸。禁直接灸。

10. 下睛明

【定位】睛明穴下 2 分。

【操作】平刺 0.5～0.8 寸。禁直接灸。

11. 正光 1

【定位】眶上缘外 3/4 与内 1/4 交界处。

【操作】平刺 0.5～0.8 寸。禁直接灸。

12. 正光 2

【定位】眶上缘外 1/4 与内 3/4 交界处。

【操作】平刺 0.5～0.8 寸。禁直接灸。

13. 上明

【定位】位于面部,眉弓中点垂线,眶上缘下凹陷中。

【操作】轻压眼球向下,向眶缘缓慢直刺 0.5～1.5 寸。本穴针刺时不宜提插捻转;禁直接灸。作用:明目利窍。

14. 球后

【定位】位于面部,当眶下缘外 1/4 与内 3/4 交界处。

【操作】沿眶下缘从外下向内上,向视神经孔方向刺 0.5～1 寸;可灸。

15. 百会 督脉腧穴,别名"三阳五会"。穴居人体最高之处,《针灸大成》云"尤天之极星居北。"在人体为总摄阳经之汇,调节气血运行。

【定位】后发际正中直上 7 寸;或当头部正中线与两耳尖连线的交点处(图 8 - 16)。

【操作】平刺 0.5～0.8 寸;升阳举陷可用灸法。

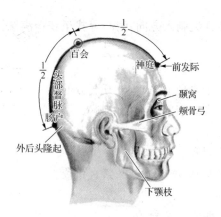

图 8 - 16　百会

图片来自：http://www. takungpao. com/health/content/2012—09/15/content
_1104250_3. htm

16. 太阳　经外奇穴，位于眉梢目眦外沿，调节目之精血。《圣惠方》"理风，赤眼头痛，目眩涩。"

【主治】头痛，目疾，齿痛，面痛。

【操作】直刺或斜刺 0.3～0.5 寸，或用三棱针点刺出血。

17. 风池(图 8 - 17)　足少阳胆经腧穴。《甲乙经》："足少阳、阳维之会"。风，指穴内物质为天部的风气；池，屯居水液之器也，指穴内物质富含水湿。风池意指经络气血在此化为阳热风气。临床治疗疾病颇多，又因其前对眼目，有前后取穴之意。《针灸资生经》则认为风池"配五处主治目不明。"

【定位】胸锁乳突肌与斜方肌上端之间的凹陷中，平风府穴。

【操作】针尖微下，向鼻尖斜刺 0.8～1.2 寸，或平刺透风府穴。深部中间为延髓，必须严格掌握针刺的角度与深度。

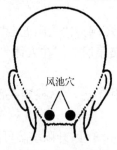

图 8 - 17　风池

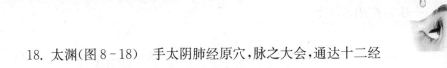
18. 太渊（图8-18） 手太阴肺经原穴,脉之大会,通达十二经络,有清凉退热之功效。《道藏》原注:"太清之渊随时凉。"

【定位】在腕掌侧横纹桡侧端,桡动脉搏动处。

【操作】避开血管,直刺0.3~0.5寸,不可伤及桡动、静脉。禁用直接灸,以免损伤桡动、静脉。艾条灸3~5分钟。

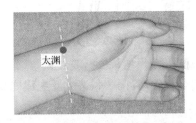

图8-18 太渊

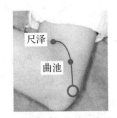

图8-19 曲池

图片来自:http://news.ifeng.com/a/20140524/40443430_0.shtml

19. 曲池 手阳明大肠经合穴,《甲乙经》:"伤寒余热不尽。胸中满,……目赤痛,……目不明,……曲池主之。"

【定位】屈肘成直角,在肘横纹外侧端与肱骨外上髁连线中点(图8-19)。

【操作】直刺0.5~1寸。

20. 外关 手少阳三焦经络穴,八脉交会穴通于阳维脉。八脉交经(会)穴之一,交阳维脉。有清热解表,通经活络的作用。

【定位】腕背横纹上2寸,尺骨与桡骨正中间(图8-20)。

【操作】直刺0.5~1寸。

21. 气海 任脉腧穴,肓之原穴。《针灸资生经》:"气海者,盖人之元气所生也。"

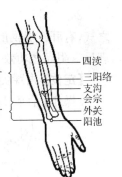

图8-20 外关

【定位】在下腹部正中线上,当脐下1.5寸处(图8-21)。

【操作】直刺1~2寸;可灸。孕妇慎用。

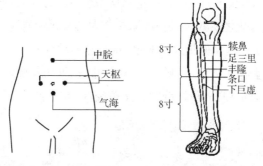

图 8-21 气海 天枢　　　图 8-22 足三里

22. 天枢　大肠募穴,别名长谷,谷门。付诸大肠主津之功用,为整体调理辅助腧穴。

【定位】脐中旁开 2 寸。(图 8-21)

【操作】直刺 1～1.5 寸。《千金》:孕妇不可灸。

23. 足三里　足阳明胃经合穴,胃的下合穴。《内经海论篇》:"胃者,水谷之海,其腧在气街下至三里"。《灵枢》:"阴阳俱有余,若俱不足,则有寒有热。皆调于足三里。"

【定位】犊鼻穴下 3 寸,胫骨前嵴外一横指处。(图 8-22)

【操作】直刺 1～2 寸。强壮保健用,常用温灸法。

24. 三阴交　三阴,为足三阴经交会。本穴由脾经提供的湿热之气,有肝经提供的水湿风气,有肾经提供的寒冷之气组成,有调理足三阴经之功效。

【定位】内踝尖上 3 寸,胫骨内侧面后缘。(图 8-23)

【操作】直刺 1～1.5 寸。孕妇禁针。

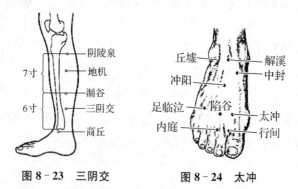

图 8-23 三阴交　　　图 8-24 太冲

25. 太冲　肝经原穴、腧穴。本穴与冲阳傍进,进步抬足,首当其冲,故名之以"冲"。《素问·水热穴论篇》云:"三阴之所交,结于脚也。踝上各一行,行六者,此肾气之下行也。名曰太冲"。其可滋肝养肝,辅助津液上注于目。

【定位】足背,第一、二跖骨结合部之前凹陷中(图8-24)。

【操作】直刺0.5~0.8寸。

26. 太溪　太溪穴出于《灵枢·本输》,为足少阴肾经的腧穴、原穴,别名吕细(《针灸大成》)。《会元针灸学》云:"太溪者,山之谷通于溪,溪通于川。肾藏志而喜静,出太深之溪,以养其大志,故名太溪。"《经穴解》云:"穴名太溪者,肾为人身之水,自涌泉发源;尚未见动之形,溜于然谷,亦未见动之形,至此而有动脉可见。溪乃水流之处,有动脉则水之形见,故曰太溪。溪者,水之见也;太者,言其渊不测也。"

【定位】内踝高点与跟腱后缘连线的中点凹陷处(图8-25)。

【主治】①头痛,目眩,失眠,健忘,咽喉肿痛,齿痛,耳鸣,耳聋;②咳嗽,气喘,咳血,胸痛;③消渴,小便频数,便秘;④月经不调,遗精,阳痿;⑤腰脊痛,下肢厥冷。

【操作】直刺0.5~0.8寸。

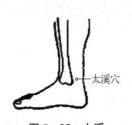

图8-25　太溪

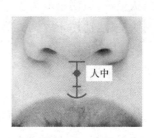

图8-26　人中

图片来自:http://zhongyi.sina.com/news/jjzs/20128/130731.shtml

27. 水沟(人中)

【定位】在人中沟的上1/3与下2/3交界处(图8-26)。

【操作】向上斜刺0.3~0.5寸,强刺激,令患者流泪为佳。

第八章　干眼的中医治疗

二、针刺

（一）针刺前的准备

1. 思想准备　在针刺前医患双方都应作好思想准备。医生对初诊患者要做宣传解释工作,减少病人对针刺的恐惧心理,积极配合治疗。医生要安神定志,精力集中于病人身上。

2. 选择体位

选择体位的重要性:在接受针刺治疗时患者体位是否合适,对于正确取穴、针刺操作、持久留针和防止针刺意外都有重要意义。

选择体位的原则:选择体位应该以医生能正确取穴,操作方便,患者感到舒适自然,并能持久留针为原则。

（1）临床常用体位

①仰卧位:适用于前身部的腧穴。仰卧位舒适自然,不易疲劳,宜于持久,是临床上最常选的体位。

②俯卧位:适用于取后身部的腧穴。

③侧卧位:适用于取侧身部的腧穴。

④仰靠坐位:适用于取头面、颈部、胸部及上肢腧穴。

⑤俯伏坐位:适用于取头顶、后头、肩背部的腧穴。

⑥侧伏坐位:适用于取侧头部、耳部、颈项部的腧穴。

（2）选择体位的注意点

①尽可能采取卧位。

②针刺部位要充分暴露,并使局部肌肉放松。

③体位选定后,要求患者不要随意改变或移动。

④在可能条件下,尽量采取一种体位而能暴露针刺处方所选的穴位。

3. 选择针具

（1）毫针长短的选择:凡是腧穴所在部位的肌肉丰厚,或胖人,病邪在里应选长针;凡是腧穴所在部位的肌肉浅薄,或瘦人,病邪在表应选短针。

（2）毫针粗细的选择:凡是体质壮实、肌肉丰满、实热证应选粗针;凡是体质虚弱、肌肉浅薄、虚寒证应选细针。

4. 腧穴的揣定　定穴可根据处方选穴的要求,按照腧穴的定位方法,逐穴进行定取。揣穴是用手指在已定穴处按压、揣摸,以探求病人的感觉反应,找出具有指感的准确穴位。定准腧穴位置,还应以指甲在上切掐一"十"字形指痕,作为进针的标志。

5. 消毒

(1) 针具器械的消毒:目前使用的多为一次性毫针。毫针只能使用一次,一针一穴,不能重复使用。

(2) 医者手指消毒:用肥皂水洗刷干净,再用 75% 的乙醇棉球或 0.5% 的碘伏棉球涂擦后,方可持针操作。

(3) 施术部位的消毒:用 75% 的乙醇棉球,或 0.5% 的碘伏棉球擦拭消毒;也可先用 2% 碘酊涂擦,稍干后再用 75% 乙醇棉球脱碘。擦拭时应从穴位中心向外周作环行消毒。

(4) 治疗室内消毒:治疗台上用的物品,要按时换洗晾晒,如采用一人一用的消毒垫布、垫纸、枕巾则更好。治疗室内保持空气流通,卫生洁净,并定期用专用消毒灯照射消毒。

(二)针刺方法

毫针刺法,具有很高的技术要求和严格的操作规程,医生必须熟练地掌握针刺从进针到出针这一系列的操作技术。

1. 进针法

定义:进针法是毫针刺法的首要操作技术,是运用各种手法将针刺入腧穴皮下的操作方法。

要求:在进针时要注意刺手与押手密切配合,指力与腕力协调一致,要求做到轻巧、敏捷、无痛或微痛。

(1) 刺手与押手

刺手:持针施术的手,多为右手。作用是掌握针具,实行操作。

押手:按压腧穴局部,辅助进针的手。作用主要是固定穴位皮肤,使毫针能准确地刺入腧穴,减少进针时的疼痛,并使长针针身有所依靠,不致摇晃和弯曲,协助刺手调节和控制针感。

(2) 持针姿势　刺手持针的姿势,一般以拇、示两指夹持针柄,中指抵住针身,进针时帮助着力,防止针身弯曲。

(3) 常用进针法

单手进针法:用右手拇、示指持针,中指抵住腧穴,指腹紧靠针身下端,当拇示指向下用力按压时,中指随之屈曲,将针迅速刺入,直刺至所要求的深度。此法多用于短针的进针(图 8-27)。

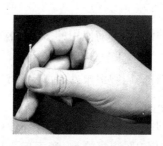

图 8-27

图片来自:http://sina.duzhongshu.cnnewszc/20125/118302.shtml

双手进针法:既双手配合,协同进针。又分以下四种。

指切进针法:又称爪切法,用左手拇指或示指指甲切按在腧穴皮肤上,右手持针,将针紧靠左手指甲缘将针刺入皮下。多用于短针的进针(图 8-28(1))。

夹持进针法:用左手拇、示两指持捏消毒干棉球,夹住针身下端,露出针尖,将针尖固定在腧穴的皮肤表面,右手持针,双手协同用力用插入法或捻入法将针刺入皮下,直至所要求的深度。此法多用于长针的进针(图8-28(2))。

舒张进针法:用左手拇、示两指或示、中两指将针刺部位的皮肤向两侧撑开,使之绷紧,右手持针刺入。此法主要适宜皮肤松弛或有皱纹部位的腧穴进针,特别是腹部腧穴(图 8-28(3))。

提捏进针法:用左手拇、示两指将腧穴局部的皮肤肌肉捏起,右手持针从捏起部的上端刺入。此法适用于皮肉浅薄的穴位,特别是面部腧穴的进针(图 8-28(4))。

器具进针法:因进针不痛,多用于小儿以及惧怕针刺者。

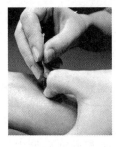

图 8-28(1)

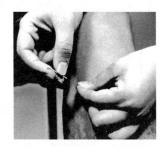

图 8-28(2)

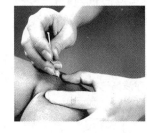

图 8-28(3)

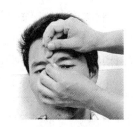

图 8-28(4)

图片来自:http://sina.duzhongshu.cnnewszc/20125/118302.shtml

2. 针刺的角度、方向和深度

重要性:在针刺过程中,正确掌握针刺的角度、方向和深度,是增强针感、提高疗效、防止意外事故发生的重要环节。

(1)针刺角度:针刺角度是指进针时针身与皮肤表面所构成的夹角。

直刺:直刺是指针身与皮肤表面呈 90°角垂直刺入(图 8-29)。适用范围:全身大部分腧穴,尤其是肌肉丰厚处的穴位。

斜刺:斜刺是指针身与皮肤表面呈 45°角左右倾斜刺入(图 8-30)。适用范围:肌肉较浅薄处或内有重要脏器,或不宜直刺深刺的腧穴,如胸背部、关节处等部位的腧穴。在施用某些行气、调气手法时,亦常用斜刺法。

平刺:又称横刺、沿皮刺。是指针身与皮肤表面呈 15°角左右沿皮刺入(图 8-31)。适用范围:肌肉特别浅薄处,如头面部。有时在施行透穴刺法时也用平刺。

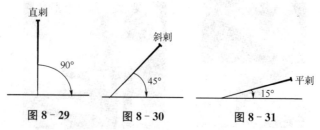

图 8-29　　　　图 8-30　　　　图 8-31

（2）针刺方向：针刺方向是指进针时和进针后针尖所朝的方向。有三种：依循行定方向；依腧穴定方向；依病情定方向。

（3）针刺深度：针刺深度是指针身刺入腧穴的深浅度。

原则：一般以既有针感而又不伤及组织器官为原则。

在临床应用时，还应根据病人具体情况决定（表8-1）。

表 8-1　针刺深浅的选择

	浅　刺	深　刺
年龄	老人、小儿	青壮年
体质	体弱	体壮
体形	瘦	胖
部位	肌肉浅薄处	肌肉丰厚处
病情	病在表、热证、虚证	病在里、寒证、实证
时令	春夏	秋冬

3. 行针手法　进针后为了取得针感，或进一步调节针感，以及使针感向某一方向扩散、传导而采取的操作方法，称为"行针"，亦称"运针"。行针手法包括基本手法和辅助手法两类。

（1）基本手法：行针的基本手法，是针刺的基本动作，常用的有以下两种：

①提插法：针刺达到一定深度后，将针由深层提至浅层，再由浅层插至深层，如此反复地上提下插。这种纵向的行针手法，称为提插法。

要求：提插幅度相等，指力均匀，防止针身弯曲。一般提插幅度以 3～5 分钟、频率以每分钟 60～90 次为宜。

刺激量：提插幅度大，频率快，时间长，刺激量就大；提插幅度小，频率慢，时间短，刺激量就小。

②捻转法：将针刺入腧穴一定深度后，拇指与示指夹持针柄做一前一后，左右交替旋转捻动的动作。这种使针反复来回旋转的行针手法，称为捻转法。

要求：捻转的角度一般掌握在180°～360°，指力要均匀，有连续性，不能单向捻转，否则针身易被肌纤维等缠绕，引起局部疼痛和导致出针困难。

刺激量：捻转角度大，频率快，时间长，刺激量就大；捻转角度小，频率慢，时间短，刺激量就小。

（2）辅助手法：行针的辅助手法，是行针基本手法的补充，是为了促使针后得气和加强针刺感应的操作手法。常用的辅助手法有以下几种：

①循法：是用手指顺着经脉的循行路径，在腧穴的上下部轻柔地循按。此法能推动气血，激发经气，促使针后得气。针刺不得气时，可用此法催气；如已气至，可激发经气循经感传。

②弹法：在留针过程中，用手指轻弹针尾或针柄，使针体微微震动，以加强针感，助气运行。本法有催气、行气作用。

③刮法：用拇指抵住针尾，以示指或中指的指甲由下而上频频刮动针柄；或用示、中指抵住针尾，以拇指指甲刮动针柄。本法可加强针感和促使针感扩散，有催气、行气的作用。

④摇法：针刺入一定深度后，手持针柄，将针轻轻摇动，以行经气。一般摇法有二，一是直立针身而摇，以加强针感；一是卧倒针身而摇，使针感向一定的方向传导。

⑤飞法：针刺入一定深度后，用拇示两指执针柄细细捻搓数次，然后张开两指，一捻一放，反复数次，状如飞鸟展翅。本法的作用在于催气、行气、增强针感。

⑥震颤法：以拇、示、中三指夹持针柄，用小幅度、快频率的提插捻转动作，使针身发生轻轻震颤，可以催气、增强针感。

4. 得气、候气、催气、守气、行气

（1）得气

概念：得气，古称"气至"，近称"针感"，是指将针刺入腧穴一定深度后，施以一定的行针手法，使针刺部位获得"经气"感应。也就是说,针刺入腧穴后,产生的特殊的感觉和反应。

临床表现:患者在针刺部位感到酸、麻、胀、重,有时或出现热、凉、痒、痛、抽搐、蚁行等感觉,还可出现不同程度的感应扩散和传导;医者则有针下沉重、紧涩等感觉。

意义:得气与否以及"气至"的快慢,不仅直接关系到针刺疗效,而且可以借此判断患者经气盛衰,窥测疾病的预后。"气至"说明针与"经气"已经沟通,起到了激发经气,疏通经络,调和气血的作用。临床上一般是得气迅速,疗效较好;得气较迟或不得气,疗效较差,甚至没有疗效,预后也差。

得气还是施行行气法和针刺补泻手法的前提与基础。

影响得气的因素和处理方法:如属于取穴不准,针刺角度、深度不当,或刺激量不足,就要重新调整针刺穴位的位置、角度、深度和刺激量;如患者病程较长,正气虚弱至经气不足,或其他病理因素致局部感觉迟钝者,可采取行针催气或留针候气的方法,促使针下得气。也可以加用灸法,以助经气来复。

(2)候气:候气是促使得气的方法之一,即将针留置于所刺腧穴之内,等候气至。

(3)催气:催气是指通过各种手法,催促经气速至的方法。

(4)守气:守气是指在使用候气、催气之法针下得气后,患者有舒适的感觉时,医者要守住针下经气,以保持针感持久。常用的守气法有以下两种:

①推弩法:将针尖抵住得气感应部位,中指推弩针柄,或小幅度地单向捻转,不使针感脱失,以保持针感延长。

②搬垫法:即在针下得气后,患者有舒适感觉时,医者刺手将针柄搬向一方,用手指垫在针体与被针穴位之间,顶住有感觉的部位。如用拇指搬针,即用示指垫针;反之,用示指搬针,即用拇指垫针,以加大经气感应。如配合补泻者,用于补法时,针尖要往里按着,搬垫的角度要小;用于泻法时,针尖要往外提着,搬垫角度要大。

(5)行气:行气是指在针下得气的基础上,医者用特定的手法,促使针感向患部传导或扩散。其目的是为了进一步激发经气,推动经气运行,使之"气至病所"。行气法常用的有以下几种:

①循摄法:施术时,用左手示、中、环指平按在所针穴位的经络道路上,顺着经脉循行的方向,上下往来轻柔循摄,以使气行加速,气至病所。

②逼针法:针刺得气后,将针尖于得气之处压住不动,如要使经气向上行时,针尖略朝上方,如要使经气向下行时,针尖略朝下方,控制针感的传导方向。

③推气法:得气后,若气行不远,可用拇、示指将针由得气处轻轻提起,使针尖朝向意欲行气的方向,拇指向前均匀而有力地推捻针柄,当拇指推至指腹后横纹时,即轻轻退合,然后再用力向前推第二次。如此反复施术,直至针下之气至病所。

④按截法:针刺得气后,押手按压针穴的上方,然后施以捻转、提插等手法,可使经气下行;反之,则下行。

5. 治神与守神

(1) 治神:治神是指要求医者在针刺过程中,必须全神贯注,聚精会神,不可分心。

(2) 守神:在治神的基础上,进一步要守神。守神,是指要求医者在进针后所持的专心态度。一是要专心体察针下是否得气以及得气的强弱快慢,注意患者神的变化和反应,并及时施以补泻手法;二是要求患者心定神凝,把思想集中在针感上,意守病所,使经气畅达,促使气至。

治神与守神贯穿于针刺治疗的整个过程,只有心不二用,聚精会神,才能刺穴准确,进针顺利,手法对证,得气明显,运针自如。

6. 针刺补泻　针刺补泻是根据《灵枢·经脉》中"盛则泻之,虚则补之"的理论而确立的两种不同的治疗原则和方法。

补法:能鼓舞人体正气,使低下的功能恢复旺盛的针刺方法。

泻法:能疏泄病邪,使某些亢进的机能恢复正常的针刺方法。

针刺补泻就是通过针刺腧穴,运用适当的针刺手法,激发经气以补虚泻实,从而调整人体脏腑经络功能,促使阴阳平衡协调而恢复健康。

(1) 决定补泻效果的产生的因素

①机能状态:针刺对人体在病理情况下不同的机能状态,具有

一定的整体性、双向性和良性的调整作用,从而产生补和泻的不同效果。当机体虚弱而呈虚证时,针刺可起到补虚作用;若机体处于邪盛而表现为实证的情况下,针刺又可泻实。

②腧穴特性:很多腧穴的主治作用还有一定的相对特异性。有的能够补虚,有的可以泻实。如足三里、气海、关元、膏肓俞等具有强壮补虚作用,多用于虚证;而十宣、少商、曲泽、委中等具有泄热祛邪作用,多用于实证。

③针刺手法:针刺手法是产生补泻作用,促使机体内在因素转化的主要手段。我国古代针灸医家在长期的医疗实践中,总结和创造了很多针刺补泻手法。

(2)临床常用的单式补泻手法

①徐疾补泻:是指按进针、出针过程的快(疾)慢(徐)为基础的一种补泻方法。

补法:先在浅部候气,得气后,将针分部缓慢向内推入到一定深度,退针时可快速一次提至皮下。

泻法:进针快,一次就进到应刺的深度候气,气至后,引气向外,将针缓慢分部退至皮下。

②提插补泻:指针刺得气后,在提插时,以针的上下用力轻重不同来进行补泻的一种方法。

补法:针刺得气后,先浅后深,重插轻提,反复多次。

泻法:针刺得气后,先深后浅,轻插重提,反复多次。

③捻转补泻:指针刺得气后,以针身左右旋转方向和用力强度不同来进行补泻的一种方法。

补法:针刺得气后,左转为主(大指向前用力重,向后用力轻),反复多次。

泻法:针刺得气后,右转为主(大指向后用力重,向前用力轻),反复多次。

④迎随补泻:以针刺方向与经脉循行顺逆来区分补泻的一种方法。

对迎随补泻历代医家有多种解释,有人认为迎随是补泻法的总称,是所有针刺补泻法必须遵守的原则;有人认为只是一种针刺补泻法,针向补泻是其中之一。

补法:进针时针尖随着经脉循行去的方向刺入。

泻法:进针时针尖迎着经脉循行来的方向刺入。

⑤呼吸补泻:是以进针、出针时,结合病人的呼吸来区分补泻的一种方法。

补法:当病人呼气时进针,吸气时出针。

泻法:当病人吸气时进针,呼气时出针。

⑥开阖补泻:是根据出针后,是否揉按针孔来区分补泻的一种方法。

补法:出针后,迅速按压针孔。

泻法:出针时,不按压针孔或摇大针孔。

⑦平补平泻:是指进针得气后,均匀地提插、捻转即可出针。是一种不分补泻而仅以达到得气为目的的针刺法。主要适用临床虚实不明显的一般病证。

上述几种补泻手法可以单独使用,也可配合使用,特别是徐疾补泻、迎随补泻、呼吸补泻、开阖补泻一般很少单独运用,大多与其他补泻手法配合使用。

7. 留针与出针

(1)留针

定义:将针刺入腧穴行针施术后,使针留置穴内称为留针。

目的:是为了加强针刺的作用和便于继续行针施术,对针感较差的患者,留针还有候气的作用。

方法:留针过程中不再行针,称之为"静留针";留针期间间歇行针,称之为"动留针"。

时间:15~30分钟。但对于一些慢性、顽固性、疼痛性、痉挛性疾病,可适当增加留针时间,或在留针过程中做间歇运针,待病情好转后方可出针。如对急性腹痛、破伤风角弓反张者,必要时留针可达数小时。而对老人、小儿和昏厥、虚脱者,不宜久留,重要脏器附近的腧穴也要慎用留针或过长时间留针。

(2)出针

定义:出针是整个毫针刺法过程中的最后一个操作程序,是指针刺操作完毕后或留针后,达到一定的治疗要求时,将针拔除的操作方法。

方法:出针时,一般左手持消毒棉球按压在针孔周围皮肤上,右手将针轻轻捻转,慢慢提至皮下,然后将针提出,并用干棉球按压针孔,防止出血。出针动作要求缓慢轻巧,如果针孔出血时,用干棉球按压片刻,其血可止。若用徐疾、开阖补泻时,则应按各自的具体操作要求,将针起出。出针后应嘱患者休息片刻,不宜激烈运动,同时必须保持针孔清洁防止感染。医生最后要核对针数,防止漏拔。

8. 针刺宜忌

(1) 部位宜忌

①在重要脏器组织的部位,如后项、胸腹、腰背等部位的腧穴,在针刺时应严格掌握针刺的深度、角度和方向,防止刺伤延脑、心肺、肝脾等脏器,导致不良后果。

②除了以刺血络、刺筋骨为目的的刺法外,一般均须避开血管和筋骨,对于重要血管附近的穴位,要注意针刺方向与深度,避免大幅度捻转、提插,以防刺伤血管引起大出血。

③乳中、神阙禁针。小儿出生 18 个月内囟门未合时,其所在部位不可针刺。

④妇女怀孕三个月以内者,下腹部腧穴禁针;怀孕三个月以上者,腹部及腰骶部腧穴也不宜针刺。至于三阴交、合谷、昆仑、至阴等一些具有通经活血作用的腧穴,孕妇更应禁针。

⑤此外,皮肤有感染、溃疡、瘢痕或肿瘤的部位,以及深部脓疡的局部,均不宜针刺。

(2) 体质宜忌:对强壮者,可适当深刺,留针时间较长,刺激量较大;对瘦弱者,宜浅刺,留针时间较短,刺激量较小;对小儿,则浅刺,不留针。对孕妇有习惯性流产史者慎用针刺。常有自发性出血或损伤后出血不止的患者,不宜针刺。

(3) 病情宜忌

①疾病性质:表证者宜浅刺,表寒者可用温针,表热者应疾出针;里证者宜深刺,里寒者可用补法,里热者应行泻法。

虚证者用补法,虚寒者宜少针多灸,虚热者可多针少灸;实证者用泻法,表实证宜浅刺,里实证可深刺。

寒证者宜深刺,久留针,用灸法;热证者宜浅刺,疾出,并可刺出血。

②危重证候:《内经》中还提出"五夺"和"五逆"。"五夺"皆属元气耗伤、气血大亏的病候,均不可泻;"五逆"都是脉与证不符的危重病证,皆不宜针刺。

③暂时现象:对暂时的劳累、饥饿、大渴、大饱、醉酒、情绪激动紧张、气血不定等情况,必须经过处理后方可针刺。在正常情况下,针刺后也不宜马上进行剧烈活动,须作适当休息,以使气血调和,才有助于治疗。

(4) 时间宜忌:留针时间,包括留针的久暂和施术时间或时令,后者为按时取穴法所运用。

三、针灸治疗思路

1. 抓住病机特点,及早控制症状　干眼状严重影响患者的学习、工作和生活,其患者较正常人更易患抑郁、焦虑,对生活失去信心。有效地控制其病程进展、改善视力、恢复正常眼表生理结构是取穴的根本原则。因此,针灸治疗首选眼周腧穴为主,此外,百会、攒竹、四白、太阳、风池也是治疗干眼的常用穴。通过刺激眼周腧穴,能直接改善泪液的分泌,提高泪膜的稳定性。

2. 认清个体差异,配合辨证论治　辨证治疗是中医的特色,也是针灸治疗中不可缺少的部分。干眼是泪液不足而导致的眼目干涩,眼睛的病证与各个脏腑有着密不可分的关系,而干眼主要基于脏腑的阴精不足所致。因此,治疗中应以滋阴增液为主,并根据患者不同的临床表现辨证取穴。

一般认为,本病主要有三种证型:①肝肾亏虚型多见发病年龄偏大,常伴视物模糊,头晕目眩,腰膝酸软,烦躁失眠,舌红,少苔或无苔,脉弦细数;②肺阴不足型常有眼痒畏风,声音嘶哑,皮肤干燥,潮热盗汗,舌红少津,脉细数;③脾虚郁热型伴有神疲乏力,腹胀便溏,烦闷不舒,肢体肿胀,舌淡胖,苔黄腻,脉滑数。治疗时除眼周穴位以外,根据辨证分别配以不同的腧穴:肝肾亏虚型加肝俞、肾俞、太溪、太冲,以滋补肝肾;肺阴不足型加肺俞、列缺、合谷、尺泽,以清热益肺;脾虚郁热型加脾俞、足三里、三阴交、丰隆,以补益脾胃。通过辨证配穴,从根本上缓解干眼状,减少复发。

3. 针对复杂病因,采取综合治疗　由于本病发病因素复杂多样,症状难以控制,因此,较为行之有效的方法是综合治疗。

四、针灸治疗干眼的机制

1. 增加泪液乳铁蛋白含量　乳铁蛋白是泪液中最重要的蛋白质之一,具有抗感染、调节炎症及免疫反应的作用,在眼表抗菌及免疫中起重要作用。因乳铁蛋白主要来源于泪腺腺泡上皮细胞,故其含量在很大程度上能反映泪腺的外分泌功能。针刺可以增加干眼患者泪液中的乳铁蛋白含量,并认为针刺治疗干眼可能是改善了泪腺上皮细胞的分泌功能而发挥治疗作用的。

2. 促进泪膜黏蛋白的表达　黏蛋白是泪膜的主体,由结膜杯状细胞分泌,在维持眼表稳定方面有重要作用,如稳定泪膜,在瞬目期间润滑角膜与结膜上皮,阻止水分蒸发防止干燥等,因此黏蛋白的量或结构的改变均可引起干眼的发生。针刺可以促进泪膜黏蛋白的表达,提高泪膜稳定性,明显改善干眼状。

针刺对黏蛋白作用机制推测可能包括以下 3 个方面:

(1)直接刺激结膜杯状细胞以及角膜和结膜上皮细胞分泌黏蛋白;

(2)通过刺激支配分泌黏蛋白的角膜和结膜上皮的神经,间接增加黏蛋白含量;

(3)通过刺激水性泪液分泌,减少黏蛋白降解。

3. 调节性激素水平　围绝经期妇女干眼发病率明显升高越来越引起人们的重视。眼是性激素作用的靶器官,雄激素、雌激素、孕激素和催乳素受体广泛存在于人、兔和鼠的泪腺、睑板腺、角膜等眼表组织中,通过受体发挥调节作用。现代医学认为性激素水平的下降是围绝经期妇女出现干眼的原因之一,主要通过放大局部炎症反应和增强泪腺细胞凋亡引起。国内外研究报道,针对此类患者应用激素替代疗法可取得满意疗效。现代研究表明,针刺可以调节激素水平。认为对关元、三阴交配穴行针后能升高血清中雌二醇,降低促卵泡激素(FSH)和黄体生成素(LH)含量。

4. 实验研究　目前关于针灸治疗干眼的实验研究文献报道相对不多,主要体现在针灸对泪腺影响作用方面。实验表明针刺眼周围的太阳、攒竹、丝竹空穴可以改善新西兰兔60%眼分泌试验的值,针刺可能增加泪腺组织的泪液合成和分泌功能。针刺可以增加乙酰胆碱这种神经递质,改善副交感神经的传导功能,从而增加泪腺分泌功能,促进泪液分泌;且认为敏感的神经反射通路及泪腺细胞良好的代谢状态是增加泪液分泌的基础。

五、临床报导治疗干眼特殊针刺方法

（一）温通针法

1. 取穴　体针取风池、攒竹下、内关、光明、太冲、复溜、三阴交;头针取枕上正中线、双侧枕上旁线。

2. 操作步骤　选用苏州医疗器械厂生产的华佗牌针灸针0.32 mm×25 mm 不锈钢毫针,针具及穴位常规消毒后,首先嘱患者取正坐位,在风池穴行温通针法,进针10~20 mm 得气后押手拇指向同侧眼部推弩,使热感传至眼睑及眼眶时守气1分钟后缓慢出针,立即用消毒干棉球按压针孔片刻,以防出血。其次取针枕上正中线、双侧枕上旁线,再针攒竹下、内关、光明,最后取复溜、三阴交、太冲,用0.32 mm×40 mm 不锈钢毫针刺入12~25 mm,施以捻转平补平泻法,不行针;除风池穴外其他穴位留针30 分钟。隔日1次,10 次为1疗程,疗程间休息2 日。2 个疗程后进行疗效评定。

3. 针刺手法　运用郑氏温通针法,左手拇指或示指切按穴位,右手将针刺入穴内,得气后,左手加重压力,右手拇指用力向前捻转9 次,使针下沉紧,针尖拉着有感应的部位连续小幅度重插轻提9 次,拇指再向前连续捻转9 次,针尖顶着有感应的部位推弩守气,使针下继续沉紧,同时押手施以关闭法,以促使针感传至病所,产生热感,守气1分钟,留针后,缓慢出针,按压针孔。

（二）濡润神珠针刺法

1. 体针取穴　新明Ⅰ、上睛明、下睛明、瞳子髎、攒竹、风池。新明Ⅰ穴操作方法:操作时一手拇、示二指夹住耳垂下端向前上方牵拉 45°,另一手持针(0.25 mm×40 mm 一次性针灸针),针体与皮肤成 60°角向前上方 45°快速进针破皮后,缓缓斜向外眼角方向进针约 1.2 寸,先行导气法,徐入徐出,并用轻巧的手法反复仔细探寻,以求得针感向眼眶内或太阳穴部位放射,以该区域出现热胀舒适感为度。然后提插加小幅度捻转手法运针 1 分钟,捻转频率 120 次/分钟,提插幅度 1～2 mm。上睛明和下睛明均用 0.25 mm×40 mm 针灸针,垂直缓慢进针至眼球出现明显酸胀感为度,不捻转。握住针柄守气 1 分钟。瞳子髎穴用 0.25 mm×25 mm 针灸针,先直刺 0.8 寸,略作捻转提插,至有明显酸胀感后,运针半分钟,再向耳尖方向平刺入 7～8 分,找到针感后留针。攒竹穴向上睛明穴透刺,针深 5 分左右。风池穴,针尖向同侧目内眦方向进针,经反复提插捻转至有针感向前额或眼区放射。上述穴位均取,针法要求针感明显,刺激程度以中等为宜,力求达到气至病所。两侧瞳子髎、攒竹,分别接通 G6805 电针治疗仪,用疏密波,频率 60～200 次/分钟,强度以患者可耐受为度,所有穴位留针 30 分钟,去针时再行针 1 次。

2. 皮肤针取穴　正光 1、正光 2。操作:用皮肤针在穴区 0.5～1.2 mm 范围内作均匀轻度扣打,每穴点叩刺50～100下,以局部红润微出血为度。

体针、皮肤针综合运用,每周治疗 3 次,4 周为 1 个疗程。

第三节　灸法治疗

艾灸疗法简称灸法。灸法是用艾绒或其他药物置于体表腧穴或病痛的部位进行熏灼、温熨甚至是烧灼,借灸火的热力和药物的作用,通过经络腧穴激发机体功能,具有温经通络、行气活血、散寒祛湿、消肿散结、回阳救逆,以及养生保健与康复的作用。

灸法源于民间,是古代劳动人民在生活实践中总结的智慧,是中国传统医学外治法的重要组成部分。灸法适应症广泛,不仅能治疗内、外、妇、儿、五官等各科常见疾病,对慢性虚弱性及风寒湿邪为患的病证更为适宜,且能增强体质,也是一种很好的预防保健手段。常用的灸法有艾炷灸、艾条灸和温针灸等。

一、灸用材料与制作

施灸用的材料以艾绒为主，所以灸法又称艾灸。

（一）艾叶

1. 艾叶的性能　艾叶的纤维质较多，水分较少，含有很多可燃性有机物，易于点燃。其气味芳香，穿透力强，可通过体表的热熨作用内透脏腑，直达病所，是理想的施灸材料。艾叶具有温经散寒、行气活血、祛风解表和回阳救逆的功效。在《本草从新》中有："艾叶苦辛、性温，熟热，纯阳之性"的记载。

2. 艾绒制品　艾叶经过加工以后，称为艾绒。

（1）艾炷：艾绒做成一定形状的小团，称为艾炷，艾炷燃烧一枚，称为一壮。艾炷的形状和大小，因用途不同而各异。如用于直接灸，选用细绒，取麦粒大小，做成底平上尖、不紧不松的圆锥形，直接接触皮肤置于腧穴上点燃；用于间接灸法，选用粗绒，做成蚕豆大小，底平上尖的艾炷，置于生姜片、蒜片、附子片或药饼上点燃。若用于温针灸法则做成圆而紧、状如枣核般缠绕于针柄上燃烧。

（2）艾条：又称艾卷。将艾绒做成均匀而紧实的圆柱形长条，用于灸治。艾条分为纯艾条和药艾条两种。其中药艾条又有太乙针灸和雷火针灸两种。

二、灸法的作用

（一）温经散寒

艾灸疗法的火热灸力对经络腧穴的温热刺激，达到温经散寒、活血通痹的作用。人体的正常生命活动有赖于气血的作用，气行则血行，气滞则血瘀，血气在经脉中的运行，完全赖于"气"的推动作用。朱丹溪的："血见热则行，见寒则凝"说明了热灸的温经活血通络作用。在临床上，凡是证见气血运行凝涩不畅的寒证，或慢性虚弱性及风寒湿邪为患的病证，且没有热象者，都可用灸法进行治疗。

（二）行气通络

通过艾灸腧穴,起到通行气血,疏通经脉,调和脏腑功能的作用。经络分布于人体各部,内联脏腑,外络体表肌肉肢节等组织,生理状态下气血在经络中周营不息,循环往复,如果由于风、寒、暑、湿、燥、火六淫侵袭,机体气血运行不畅,经络受阻,局部出现肿胀疼痛等一系列症状和功能障碍。此时,温灸可达到运行气血、通络止痛的效果。临床上常采用灸法治疗冻伤、癃闭、不孕症、扭挫伤等,尤以伤筋动骨的骨伤科病变应用最为常见。

（三）扶阳固脱

人的生命以阳气为根本,得者人寿,失者人夭。凡阴盛致阳病者,阴胜则寒而阳气衰微,阳气不通于手足,则手足逆冷;以及阳气衰微,阴阳离决之症,均可用大炷重灸,能祛除阴寒,回阳救脱,这往往是其他穴位刺激疗法所不及的。宋代《针灸资生经》中有:"凡溺死,一宿尚可救,解死人衣,灸脐中即活"的记载。《伤寒论》有:"少阴病吐利,手足逆冷……脉不至者,灸少阴七壮"和"下利,手足厥冷,烦躁,灸厥阴,无脉者,灸之"的应用。用大艾炷重灸关元、神阙等穴,可以扶阳固脱,回阳救逆,在临床上常用于中风脱症、急性腹痛吐泻、痢疾等较重症候的急救。

（四）升阳举陷

气虚下陷,脏器下垂之症多用灸法治疗,如脱肛、阴挺、久泄等可用灸百会穴来提升阳气。正如《灵枢·经脉》篇:"陷下则灸之"。又如《类经图翼》曰:"洞泄寒中脱肛者,灸水分百壮"。

（五）拔毒泄热

灸能散寒,又能清热,对机体功能状态有双向调节作用。正如唐代《备急千金要方》:"小肠热满,灸阴都,随年壮",指出灸法对脏腑实热有宣泄的作用。《医学入门》也阐明:"热者灸之,引郁热之气外发,火就燥之义也"的热证用灸的机理。《医宗金鉴·痈疽灸法篇》记载有:"痈疽初起七日内,开结拔毒灸最宜,不痛灸至痛方止,疮痛灸至不痛时"。当然,历代也有不少医家提出热证禁灸的问题,如《圣济总录》指出:"若夫阳病灸之,则为大逆",可见古今医家对此有不同见解。总之,灸法除了能温经散寒,又能以热引热,使热外出,表明灸法对机体原来的功能状态起双向调节作用。

（六）防病保健

艾灸疗法可温阳补虚,具有防病保健和延年益寿的功效。大量的临床观察和实验研究证明,艾灸有两个方面的作用机理,一是热刺激为人体提供了能量,激活人体免疫功能,增加白细胞的数量,并增强其吞噬能力;二是热量使表皮的毛孔扩张,大量受热后溶解出来的药物分子快速透达皮下,利用最短的路径,直达病所。早在《黄帝内经》中就记载有:"犬所啮之处灸三壮,即以犬伤灸之",以灸法预防狂犬病;《备急千金要方》中"凡宦游吴蜀,体上常须三两处灸之,勿令疮暂瘥,则瘴疠温疟毒气不能着人。"说明艾灸能预防传染病。在临床应用中,灸足三里、中脘,可使胃气盛,胃为水谷之海,五脏六腑皆受其气,胃气盛则气血充盈;灸关元、气海,可使肾气盛,肾藏精生髓养骨,精血充盈骨骼健壮,从而增强了机体的抗御病邪的能力,达到防病保健目的。《针灸大成》也提到灸足三里可以预防中风;民间更有"三里灸不绝,一切灾病息"的说法。总之,灸疗的治疗和保健作用已成为现代人的重要保健方法之一。

三、灸法的操作

（一）艾炷灸

艾炷灸分为直接灸和间接灸两类。

1. 艾炷直接灸　将灸炷直接放在皮肤上施灸的方法,称为直接灸。根据灸后有无烧伤化脓和瘢痕形成,又分为化脓灸(即瘢痕灸)和非化脓灸(无瘢痕灸)两种。

（1）化脓灸:因灸后局部化脓形成瘢痕,又称为瘢痕灸。用黄豆大或枣核大的艾炷直接放在腧穴上施灸,局部组织经灸治烫伤,产生无菌性化脓现象,从而激发人体的免疫机能,起到改善体质,增强机体抵抗能力的作用。常用于哮喘、慢性胃肠炎、发育障碍和体质虚弱者的治疗。具体操作方法如下。①体位的选择和点穴：因灸治要将艾炷安放在穴位表面，并且施治时间较长，故要求体位平正、舒适、持久。待体位摆妥后，再进行正确点穴。②艾炷的安放和点火：首先用细艾绒加入利于热力渗透的芳香性药末，如丁香、肉桂（丁桂散）制作好所需的艾炷。然后，在施灸的穴位处涂以少量的葱、蒜汁或凡士林，以增强黏附和刺激作用。艾炷放好后，用线香点燃。每灸完一壮，以纱布蘸冷开水擦拭干净所灸穴位，重复前法再灸，一般可灸 5～7 壮（图 8-32）。③敷贴药膏：灸治完毕后，应将施灸局部擦拭清理干净，然后涂敷玉红膏，1～2 日换贴一次。数天后，灸穴逐渐出现无菌性化脓反应，如脓液多，膏药应勤换，经 30～40 天，灸疮结痂脱落，局部留有疤痕。在灸疮化脓时，局部应无菌操作，避免污染，以免并发其他炎症。同时，注意饮食营养，促使灸疮正常透发，提高疗效。如个别灸疮久不愈合者，可采用外科方法予以处理。

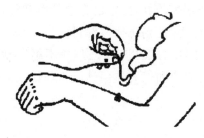

图 8-32　艾炷的安放和点火（直接灸）

（2）非化脓灸：又称为无瘢痕灸。以达到温烫为度的灸法应用，不致透发成灸疮，为非化脓灸。其操作方法是，在施灸部位涂以少量凡士林，将小艾炷放在施灸穴位上并将之点燃，在艾火即将烧到皮肤、患者感到灼痛时，用镊子将艾炷夹除，更换艾炷再灸，连续灸 5～7 壮，使局部皮肤充血起红晕为度。因其不留瘢痕，易为患者接受，本法适用于虚寒轻证。

2. 艾炷间接灸　又称间隔灸或隔物灸。指在艾炷下垫衬隔物将皮肤与施灸部位隔离进行腧穴施灸的方法，称间接灸。其火力温和，具有艾灸和垫隔药物的双重作用，且一般不会引起烫伤，患者易于接受,临床应用广泛,适用于慢性疾病和疮疡等。因其隔衬药物不同,具体操作方法如下。①隔姜灸:将新鲜生姜切成直径2～3 cm,厚0.2～0.3 cm薄片,中间以针刺数孔,放于施术处,上置艾炷,在穴位上施灸(图8-33)。当患者感到灼痛时,可将姜片稍许上提,使之离开皮肤片刻,旋即放下,再行灸治,反复进行,直到局部皮肤潮红为止。生姜味辛,性微温。具有解表散寒、温中止呕的作用。此法多用于治疗外感表证和虚寒性疾病,如感冒、咳嗽、风湿痹痛、呕吐、腹痛、泄泻等。②隔蒜灸:取独头大蒜切成2～3 cm厚的薄片,中间用针穿刺数孔,放在穴位或肿块上(如疮疡未溃脓头处),用艾炷灸之,每灸4～5壮。因大蒜液对皮肤的刺激灸后容易起泡,应注意防护。大蒜味辛,性温,有解毒、健胃、杀虫之功,多用于肺痨、腹中积块及未溃疮疖的治疗。③隔盐灸:又称神阙灸,只适于脐部。以干燥的食用细盐填平脐孔,上置姜片和艾炷施灸。加施姜片的目的是隔开食盐和艾炷的火源,以免食盐遇火起爆,导致烫伤。本法对急性腹痛吐泻、痢疾、四肢厥冷和虚脱等证,具有回阳救逆的作用。凡大汗亡阳、四肢厥冷、脉微欲绝之脱症,可用大艾炷连续施灸,不计壮数,直至汗止脉起,体温回升,症状改善为度。④隔附子灸:以附子片或附子饼(将附子粉末以黄酒调和作饼,厚约0.5 cm,直径约2 cm)作间隔,上置艾炷灸之。由于附子辛温火热,有温肾补阳的作用,用来治疗各种阳虚证,如阳萎、早泄以及外科疮疡窦道久不收口者,或既不化脓又不消散的阴寒虚性外科病证。灸治中饼干即更换,至皮肤出现红晕为度。

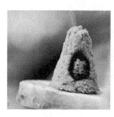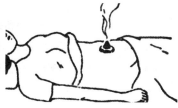

图8-33　隔姜灸

(二) 艾条灸

艾条灸是用纯净的艾绒(或加入中药)卷成直径为1.5 cm的圆柱形艾卷,点燃后在人体表面熏烤的一种灸法。一般艾火距皮肤有一定距离,灸 10～20 min,至皮肤温热红晕,而又不致烧伤皮肤为度,又叫悬起灸。操作方法又分为温和灸、回旋灸和雀啄灸。(图 8-34)。

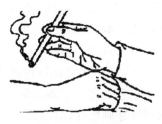

图 8-34 艾条灸

1. 温和灸　点燃艾卷,距离腧穴部位或患处皮肤 2～3 cm 进行熏灸(图 8-35)。使患者局部有温热感而无灼痛为宜,一般每穴灸 5～10 min,至皮肤稍起红晕为度。如遇到昏厥或局部知觉减退的患者及小儿时,医者可将食、中两指置于施灸部位两侧,来测知患者局部受热程度,以便随时调节施灸距离,掌握施灸时间,防止烫伤。

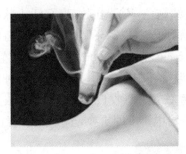

图 8-35 温和灸

2. 雀啄灸　施灸时,艾条燃着的一端,与施灸部位的皮肤并不固定距离,而是像鸟雀啄食一样,一上一下,时远时近的在施灸部位上移动灸治。

3. 回旋灸　施灸时,点燃的艾条一端与施灸皮肤虽保持一定的距离,但位置不固定,在施灸部位作平行往复回旋灸治。

(三)温针灸

温针灸是针刺与艾灸结合使用的一种方法,其艾绒燃烧的热力,可通过针身传入体内而增强针刺的疗效。适应于既需要留针又必须施灸的疾病(图 8-36)。

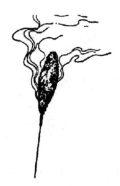

图 8-36　温针灸

具体操作方法:将毫针刺入腧穴得气后给予适当补泻手法而留针时,将纯净细软的艾绒捏在针尾上,或截取长约 2 cm 的艾条一段,插在针柄上,点燃施灸,待艾绒或艾条烧完将针取出。这是一种简而易行的针灸并用方法。

(四) 温灸器灸

将艾绒放入特制的器具中点燃,放在穴位上以施灸治疗的方法。温灸器的样式有多种,多为竹质盒状结构,其盒内下端装有细金属网,侧旁有多个小孔,上口加盖,并钻有小孔。在盒内的金属网上放置艾绒及药物,点燃后盒底对准施灸部位,固定一处或来回熨灸,直到局部红润为度。并根据温热程度调整灸盒下口与施灸部位的距离,或移动灸盒以保持适宜的温度。温灸器灸法具有调和气血、温中散寒的作用。适用于小儿、妇女、年老体弱及畏惧艾火者使用(图 8-37)。

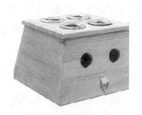

图 8-37　温灸器灸

（五）药物灸

1. 毛莨灸　取毛莨叶揉烂贴于寸口部,隔夜出现水泡,如被火灸,用于疟疾的治疗。

2. 斑蝥灸　斑蝥是一种甲虫。将浸过醋的斑蝥擦抹患部,用于治疗癣痒等。

3. 旱莲灸　将旱莲草捣烂敷置穴位上,使之发泡,用于治疗疟疾等证。

4. 蒜泥灸　用蒜泥贴于手太阴经的鱼际穴处,使之发泡,用于治疗喉痹。

5. 白芥子灸　白芥子研末敷患处,使局部充血发泡,治疗膝部肿痛、痰核等。

（六）雷火灸

1. 灸法来源　灸疗历史悠久,最早的文献记载见于《左传》,"疾不可为也,病在肓之上,膏之下,攻之不可,达之不及,药不治焉。"这里所讲的"攻",即指灸法,"达"即指针贬。《黄帝内经》对灸疗的起源、适应证、处方及禁忌证记载颇多,强调"针所不为,灸之所宜"。为灸疗学的发展奠定了理论基础。后世的《曹氏灸方》、《针灸甲乙经》对灸疗学的发展起到了重要的推动作用。明代是我国针灸的全盛时期,初现了"桑枝灸"、"神针火灸",后又发展为"雷火针灸"。张介宾的《类经图翼》介绍了各类病证的灸疗处方。

现代"雷火灸"正是源于此时,治疗是一种用特殊药物处方制成的条柱,点燃后悬灸穴位,起到畅通经络、调整经络、调和气血、活血化疲、消炎镇痛的作用。"雷火灸"长度约在 10 cm,直径约有 1 元硬币大小,点燃后悬灸穴位,有点类似熏蒸。与传统灸法相比,除具有温热穴位的物理作用外,还有其特殊的植物药物配方而起的药理作用,比其他艾灸更性烈,火力更迅猛,渗透力更强。赵氏雷火灸由中国针灸协会理事赵石碧教授历时 40 余年,根据中医辨证施治的原理加以专有配方,结合现代医学研究为依据,集针、灸法于一体改进而成,它将经穴的灸疗作用和药物产生的红外线热辐射力渗透作用有机结合,起到治疗疾病的作用(图 8 - 38)。

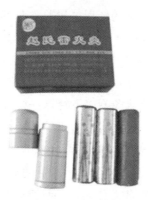

图8-38　赵氏雷火灸

图片来自:http://www.baike.com/wikdoc/sp/qr/history/version

2. **药物成分**　雷火灸条主要药物成分:艾叶、桂枝、降香、白芷、丹参、青箱子、菊花、决明子等明目养血中药。

艾叶辛、苦、温,有小毒,归肝、脾、肾经。其功效:理气血,逐寒湿;温经,止血,安胎。

桂枝辛、甘,温,归心、肺、膀胱经。其功效:发汗解肌,温通经脉,助阳化气,平冲降气。

降香辛、温,归心、肝经。其功效:活血散瘀,止痛定痛。

白芷:辛、温,归胃、大肠、肺经。其功效:散风除湿,通窍止痛,消肿排脓。

丹参:苦,微寒,归心、肝经。其功效:祛瘀止痛,活血通经,清心除烦。

青箱子:味苦,微寒,归肝经。其功效:清肝热,明目退翳。

菊花:甘、苦,微寒,归肺、肝经。其功效:散风清热,平肝明目。

决明子:甘、苦、咸,微寒,归肝、大肠经。其功效:清热明目,润肠通便。

3. **作用原理**　雷火灸以传统经络学为原理,以现代医学为依据,采用纯中药配方。在古代雷火神针按灸的基础上,改变其用法与配方,创新发展而成。利用药物燃烧时产生的热量,通过悬灸的方法刺激相关穴位,使局部皮肤机理开放,药物透达相应穴位内,起到疏经活络、活血利窍、改善周围组织血液循环的作用。

雷火灸燃烧时产生的辐射能谱是红外线和近红外线,通过对人体面(病灶周围)、位(病灶位)、穴形成高浓药区,在热力的作用下,渗透到组织深部来调节人体各项机能。温通经络、祛风散寒、活血化瘀、扶正祛邪,对疾病起到根本的治疗作用。

4. 作用特点　雷火灸有以下特点:第一,"热"。雷火灸在我们古代已有资料记载。由于其热量比一般灸药大了数倍,并且有一定的恒温作用,达到透吸作用较强,所以容易渗入到病变部位而获效。第二,"药"。由于其配合了一定量的芳香开窍、活血化瘀、平肝熄风等方面的药物,相互作用,从而达到深入病灶局部或刺激穴位深部的作用。第三,"法"。应用方法的恰当,也是本病的治疗关键。从手法的操作与病变穴位的刺激程度,必须掌握好一个度,点到为止。第四,"用"。选择好适应证也是比较关键的。不是所有的病症均能通过本法治疗。引起本病的原因很多,但使用本法必须排除器质性病变与周围其他病变引起的病症。

雷火灸特殊的药物配方比传统的艾灸通关利窍,活血化瘀作用更猛烈,渗透力更强,气味的辛奇走窜还能增强神经放射敏感性及提高神经的兴奋传导。《黄帝内经》云:"目得血而能视。"眼目之所以能视万物,辨颜色,全靠五脏六腑之精气的濡养。如经络涩滞,气血不能上荣于目,则双目干涩,运转不灵,视疲目衰,眼磨不舒。采用雷火灸疗法正是利用其温通经络,调和气血,舒经和脉,通关利窍的作用,促进改善眼部和颜面部的血液循环,以达到缓解干眼症状的目的。

雷火灸通过灸条温煦作用使药性"令热入至于病所",以刺激局部肌肤和穴位,藉以畅通经络,对肢体的皮肤、肌肉和神经组织起到营养和调节作用。将经穴的灸疗作用和药理渗透作用有机地结合起来,起到疏通经络,调和气血,扶正祛邪,改善淤滞,扶正祛邪,达到"正气存内,邪不可干"的疗效。

5. 治疗方法

(1) 取穴　主要取眼周穴位,攒竹、鱼腰、瞳子髎、太阳、四白、睛明、耳门、翳风、合谷。

（2）操作方法　在配备有良好排烟设备的诊室中，患者取坐位，头直立。先回旋灸额头，艾条距前额 2～3 cm。左右往复 2～3 分钟，直至额头皮肤微红为度；患者闭目，分别对双眼进行顺时针方向旋转灸，艾条距穴位 1～2 cm，每只眼灸 2～3 分钟；然后艾条由远及近，分别对双眼的眼周诸穴进行雀啄灸，艾条近至患者感觉微烫时停留 1～2 秒后再移开，医生同时按摩穴位，每只眼灸 4～5 分钟；患者再睁开眼，艾条围绕双眼做回旋灸，眼球随艾条转动，顺时针及逆时针方向各 5～8 次，共灸 1～2 分钟；最后回旋灸双耳耳郭，并对耳门、翳风、耳垂及双手合谷穴进行雀啄灸，艾条近至患者感觉微烫时停留 1～2 秒后再移开，同时医生按摩穴位，每穴反复此动作 3～4 次，以皮肤发热微红为度，共 3～4 分钟。整个灸疗过程约 20 分钟，每日 1 次，10 天为一疗程。

第四节　推拿治疗

推拿一词，最早见于明代龚云林的《小儿推拿活婴秘旨》，张介宾的《类经》注释亦有引用。最早称为"按摩、按跷"等名称。起源于远古时代，最初发源于河南洛阳地区，我国最初的推拿学专著是《歧伯按摩十卷》。现存最早的记载推拿手法的是《五十二病方》。

推拿手法，按照动作形态特点分类分为：摆动类、摩擦类、振动类、挤压类、叩击类、运动关节类。适合在眼周操作的手法有一指禅推法、揉法等。这两种手法都属于摆动类手法，操作时总的要求是：持久、有力、均匀、柔和、深透。

持久：手法操作按照技术要求持续操作一定的时间。

有力：手法操作时要有一定的力量，指技巧力。

均匀：手法操作时要有一定的节律性，速度、力量均匀。要做到：指手法的操作必需具有节律性，不可时快时慢；手法的作用力在一般情况下保持相对稳定，不可忽轻忽重。

柔和：手法操作要舒适、自然、灵活，讲究技巧。

深透：手法操作力量要深达肌层。

明·张介宾在《类经·官能》中告诫说:"导引者,但欲运行血气而不欲有所伤也,故惟缓节柔筋而心和调者乃胜是任,其义可知。今见按摩之流,不知利害,专用刚强手法,极力困人,开人关节,走人元气,莫此为甚。病者亦以谓法所当然,即有不堪,勉强忍受,多见强者致弱,弱者不起,非惟不能去病,而适以增害。"《医宗金鉴·正骨心法要旨》则明确指出:"法之所施,使患者不知其苦,方称为手法也。"

一、一指禅

操作方法:术者将拇指的指端、指腹或桡侧偏峰置于体表,运用腕部的来回摆动带动拇指指间关节的屈伸,使压力轻重交替,持续不断地作用于治疗部位上。

1. 手法要领

(1)强调手法柔和、深透,特别强调以柔和为贵,法之所施,使患者不知其苦。因其功夫在手指,所以需要先进行专门的功法锻炼,以求精、气、神合一,指力强劲。

(2)要求按穴准确。用大拇指的指峰螺纹或偏峰施治于一定穴位,因其接触面积很小,压强大,故按穴准确深透才能收效。

(3)沉肩、垂肘、悬腕、指实掌虚。用拇指指端螺纹面或偏峰(外侧端)着力,并以腕关节左右摆动,带动拇指关节行伸屈活动,速度每分钟在 120～160 次。操作时可根据需要,随腕关节的摆动使拇指端缓慢地沿经络移动,紧推慢移,压力、频率及摆动幅度要均匀,使力量持续地作用于经络穴位,做到推穴位而走经络。

2. 分类

(1)螺纹面推法图(图 8-39):用拇指的指端、螺纹面着力于一定的部位或是穴位上,沉肩垂肘,腕关节悬屈,通过前臂旋转和腕关节的协调摆动,使产生的轻重交替的功力持续不断地作用于治疗部位或是穴位上。

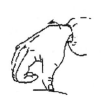

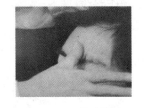

图 8-39 一指禅螺纹面推　　　图 8-40 偏峰推法

图片来自:http://zhenjiu.abang.com/od/dingyi/ig/baidonglei.-0-4/zhiroufa.htm

（2）偏峰推法（图 8-40）

术者用拇指桡侧缘着力,前臂做主动摆动,带动腕部往返摆动和拇指掌指关节或指间关节的屈伸运动,频率 120～160 次/分钟。

3. 手法特点　操作时接触面积小,渗透力强,刺激量中等,适用于各部的穴位及压痛点。

4. 作用　具有疏经通络,行气活血的功能,用于改善干眼的症状。

5. 操作步骤

第一步:准备姿势

沉肩:两肩放松,自然下垂。

垂肘:上臂略外展、两肘自然下垂。

悬腕:手腕自然屈曲。

指实:拇指指端着力吸定操作部位。

掌虚:从小指到示指,掌指关节自然弯曲,形成空拳。

第二步:操作过程

以肘部为支点,前臂主动旋转用力(外旋用力,内旋放松),带动腕关节的摆动。

第三步:操作要求

压力:自然压力,不可用蛮力。

频　率:摆动频率一般控制在 120～160 次/分钟。

幅度:左右摆动的幅度尽可能大,不能前后摆动。

移动:紧推慢移——摆动速度要快,移动速度要慢。操作时动作灵活、协调、自然。

6. 操作路线（图8-41）：

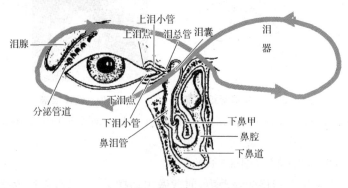

图8-41 操作路线

二、按法

　　术者将手指或掌面置于体表，逐渐用力下压的手法，属按法，也称为"抑法"。用拇指或示指、中指、无名指指端或指腹面按压，称为"指按法"，其中又以拇指按法较为常用；用掌根、鱼际或全掌按压，称为"掌按法"，作用面较大，然而其局部刺激强度则弱于指按法。按法常可与其他手法结合使用，如与揉法结合，称为"按揉法"。眼部操作一般采取指按法。

　　指按法（图8-42）用拇指指面或以指端按压体表的一种手法，称为指按法。在临床上常与揉法结合使用。

　　手法要领：

　　①按压力的方向要垂直向下。

　　②用力要由轻到重，稳而持续，使刺激感觉充分达到机体深部组织。切忌用迅猛的暴力。

　　③按法结束时，不宜突然放松，应逐渐递减按压的力量。

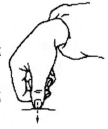

图8-42 指按法

三、点法

　　屈曲的指间关节突起部分为力点，按压于某一治疗点上，称为点法。它由按法演化而成,可属于按法的范畴。具有力点集中、刺激性强等特点。有拇指端点法、屈拇指点法和屈示指点法三种。

手法要领(图8-43):

(1) 拇指端点法:用手握空拳,拇指伸直并紧贴于示指中节的桡侧面,以拇指端为力点压于治疗部位。

(2) 屈拇指点法:是以手握拳,拇指屈曲抵住示指中节的桡侧面,以拇指指间关节桡侧为力点压于治疗部位。

(3) 屈示指点法:是以手握拳并突出示指,用示指近节指间关节为力点压于治疗部位。

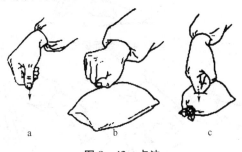

图8-43 点法

四、揉法

以指、掌、掌根、鱼际、四指近侧指间关节背侧突起、前臂尺侧肌群肌腹或肘尖为着力点,在治疗部位带动受术皮肤一起做轻柔缓和的回旋动作,使皮下组织层之间产生内摩擦的手法。其中,根据着力部位的不同,可以分为中指揉法、拇指揉法、掌揉法、掌根揉法、鱼际揉法、膊揉法、肘揉法、拳揉法等。

1. 预备姿势 术者可取坐位或站位,沉肩,垂肘,以中指端、拇指端、掌、掌根、鱼际、前臂尺侧腕屈肌群的肌腹、肘尖部,或手握空拳以四指近侧指间关节背侧突起部着力,按压在治疗部位。

2. 动作姿势 在肩、肘、前臂与腕关节的协同下,做小幅度的环旋转动,并带动旋术处的皮肤一起宛转回环,使之与内层的组织之间产生轻柔缓和的内摩擦。膊揉法,以前臂尺侧肌肉丰厚处着力,手握空拳或自然伸直,通过肩关节小幅环转发力,并借助上身前倾时的自身重力作用,在治疗部位回旋运动,并带动该处皮肤及皮下组织一起运动。

3. 操作要求(图 8-44、图 8-45)　手揉法操作时整个动作贵在柔和,揉转的幅度要由小而大,用力应先轻渐重。

术手要吸定在操作部位上带动着力处皮肤一起回旋运动,不能在皮肤表面摩擦或滑动。

频率一般为 100～160 次/分钟。

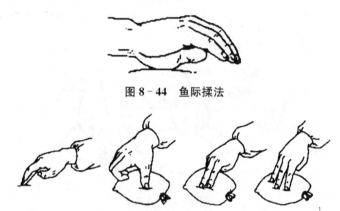

图 8-44　鱼际揉法

图 8-45　指揉法

图片来自:http://www.med66.comhtml2008/10/zh389165903018002211.html

五、侯曙红医师推拿方法

1. 先将双拇指指端螺纹面分别置于攒竹穴,按下时吸气,呼气时还原;以稍有酸胀感为佳。重复 5～7 次。

2. 以双中指指端有节奏地敲打攒竹穴,重复 16 次;再以螺纹面揉攒竹穴,顺时针、逆时针方向各 8 次。

3. 以一手示指和拇指分别置于睛明穴,向下按时吸气,呼气时还原。再向上挤时吸气、呼气时还原,一按一挤,重复 5～7 次。余操作同 1。

4. 按 1 中的顺序及操作施术于双上明穴与瞳子髎穴。

5. 以双中指指端螺纹面分别置于承泣穴,按下时吸气,呼气时还原。重复 5～7 次。按 1、2 操作施术于四白穴。

6. 按 1 中顺序操作,施术于双太阳穴。

7. 运动眼球　吸气时向上看、向左上看、向右上方看、逆时针方向,呼吸时向下看、向右看、向右下方看、向左下方看、顺时针方面各重复 5～7 次。

8. 紧闭双眼　①闭眼几秒钟后,尽量睁开,双眼远望几秒钟。再看鼻尖,重复 5～7 次。②紧闭双眼。两手掌擦热后将掌心分别紧贴于眼球上。同时睁眼,眼睑动 8 次,重复 3 遍。

9. 按眼眶　①以双中指指端螺纹面分置于两眼眶鼻侧,按下时吸气,呼气时还原,移动手指沿眶转圈至原处。重复 3 遍。②屈曲四指成拳,用拇指盖住拳眼,分别以两拇指指背关节部沿眼眶轻敲一圈。重复 5～7 次。③双示指屈成弓形,分别以第 2 指节桡侧面紧贴上眼眶,自内向外,先上后下。

六、黄永医师推拿法

采用头面部手指点穴疗法及足三阴经(肝经、脾经及肾经)与背部的循经推拿手法治疗,治疗期间注意休息与用眼卫生。

1. 头面部手指点穴　受术者仰卧于治疗床,双眼微闭,全身放松,施术者清洁双手后坐于床头,先采用头面部推拿中的常规手法"开天门、分阴阳"进行操作,及分抹眼眶、横压眼球等,然后重点采用手指点穴按摩法操作下述穴位:风池、百会、四神聪、头维、阳白、睛明、太阳、鱼腰、四白、率谷及曲鬓等,为双侧穴位者均取双侧,采用拇指或中指操作,每穴点按 2～3 秒后揉 2～3 圈为操作 1 遍,每穴重复操作 3～5 遍。

2. 足三阴经循经推拿　受术者取仰卧位,施术者用拇指按揉及弹拨等手法,沿足三阴经在小腿部的循经路线进行操作,力度以受术者的最大耐受为度,受术者出现不同程度的酸胀及痛感,此为手法力度的标准所在。每条经脉操作 10～15 遍。

3. 背部循经推拿　受术者取俯卧位,施术者用肘尖或拇指的按揉及弹拨手法,沿足太阳膀胱经在背部的循经路线进行操作,力度以受术者出现不同程度的酸胀感为宜,操作 10～15 遍,最后采用肘尖或拇指点按法点按背部夹脊穴,操作 4～6 遍。

每次操作时间约 30 分钟,隔日治疗 1 次,5 次为 1 个疗程,连续治疗 3 个疗程。

第五节　雾化治疗

超声雾化器利用电子高频震荡(振荡频率为 1.7 MHz 或 2.4 MHz,超过人的听觉范围,该电子振荡对人体及动物无伤害),通过陶瓷雾化片的高频谐振,将液态水分子结构打散而产生自然飘逸的水雾,不需加热或添加任何化学试剂。与加热雾化方式比较,能源节省了 90%。

将杞菊地黄汤 50 ml 加入超声雾化器内,每天 2 次,每次 20 分钟,双眼同时雾化。

亦可将中药罐水煎,趁热用厚纸筒一端罩住药罐,另一端对准患眼,熏蒸眼部,每日 2 次,每次 15 分钟。

第六节　中药离子导入治疗

将中药葛根 45 g,生草乌、川草乌、防己、白芷、红花各 15 g,没药、羌活、秦艽、川芎、杜仲、牛膝、木瓜、淫羊藿各 20 g,透骨草、蒲公英、威灵仙、丹参各 30 g,马钱子 10 g。上药加水 1 500 ml,浸泡 3 小时后,微火煎 30 分钟,用纱布滤出药液 800 ml,第二煎加水 1 000 ml,开锅后煎 20 分钟,滤出药液 600 ml,二煎混合分装液体瓶内放入冰箱备用。用 8 层纱布外包一层白棉布制成 8 cm×10 cm 大小的药布垫,用时将药液加温至 40℃以上,将药布在药液中浸透,轻轻绞干,置于颈椎病变部位,采用南京炮苑电子技术研究所生产的 NPD-4AS 骨质增生治疗仪,将电极正极放在颈椎上段,负极放在颈椎下段。电流输出量以患者感觉舒适为宜,每次治疗 30 分钟,每日 1 次,10 次为 1 疗程,一般治疗 2～3 个疗程,每疗程间隔 3～5 天。

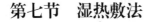

第七节 湿热敷法

用中药湿热敷,处方:野菊花、黄芩、桑叶、红花、枸杞子、玄参、麦冬、生地黄各 10 g,薄荷 12 g。煎成 500 ml 浓剂滤出备用。患者闭眼平卧于治疗床上,将浸有药汁的纱布敷于眼表,用蒸汽喷雾器距患者双眼 30 cm 左右,将蒸汽喷于双眼纱布表面,持续 20 分钟,期间更换一次药汁纱布,每日 1 次。

第八节 超声凉雾法

将中药:麦冬、石斛、白芍、北沙参、冰片、菊花各 50 g 煎汤取汁,每日 1 剂,水煎取汁 200 ml,待药液冷却,用 18 层高温消毒纱布过滤,放入 JSC-202 型隔离湿气超声波雾化器内,将雾化器咬嘴放置在距离患者眼睛 10 cm 处,固定雾量,双眼交替熏治 30 分钟,每只眼睛 15 分钟,每天 1 次。

第九节 穴位贴敷

根据辨证分型,取相关中药将其用粉碎机粉碎,共为细末,密闭容器贮存备用。每次使用时取药粉适量,黄酒调成糊状,置于 5 cm×5 cm 胶布中央,贴于中药膏剂贴敷于攒竹、丝竹空、太阳、阳白、四白、承泣、内关、三阴交、肺俞、脾俞等穴位上,每次 8~12 小时,每日一次。10 次为 1 疗程。

第十节 耳针

耳针是指用短毫针针刺或其他方法刺激耳郭穴位,以诊治疾病的一种方法。常用穴位有神门、肝、脾、肾、心、眼、枕、目 1、目 2、内分泌、颈椎。

一、常用穴位（图 8 - 46）

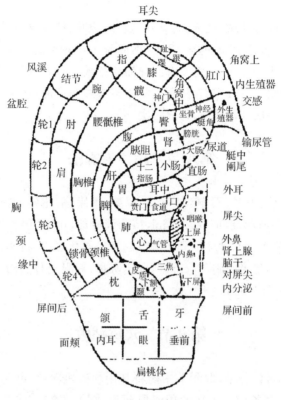

图 8 - 46　常用耳穴

图片来自：http://www.xiunt.com/jf/57.html

1. 耳尖

部位：耳轮顶端与对耳轮上脚后缘相对的耳轮处，即耳轮 6、7 区交界处。

主治：与急性结膜炎、睑腺炎等相关的干眼。

2. 皮质下

部位：对耳屏内侧面，即对耳屏 4 区。

主治：与神经衰弱、假性近视、视疲劳等相关的干眼。

3. 肾

部位：对耳轮上、下脚分叉处下方，即耳甲 10 区。

主治:与神经衰弱、肾精不足等相关的干眼。

4. 肝

部位:耳甲艇后下部,即耳甲 12 区。

主治:与更年期综合征、假性近视、青光眼、视疲劳、肝气郁结、肝血不足等相关的干眼。

5. 脾

部位:耳甲腔后上方,即耳甲 13 区。

主治:与气血亏虚、脾气虚弱、胃热脾寒等相关的干眼。

6. 肺

部位:耳甲腔中央周围,即耳甲 14 区。

主治:与感受外邪、肺热伤津等相关的干眼。

7. 心

部位:耳甲腔中央,即耳甲 15 区。

主治:与气血亏虚、心血不足等相关的干眼。

8. 内分泌

部位:耳甲腔底部屏间切迹内,即耳甲 18 区。

主治:与泪液分泌等相关的干眼。

9. 三焦

部位:耳甲腔底部,内分泌内侧,耳孔外。

主治:与气血亏虚、脾气虚弱等相关的干眼。

10. 颈椎

部位:在对耳轮体部将轮屏切迹至对耳轮上、下脚分叉处分为五等分,下 1/5 为本穴。

主治:与颈椎综合征等相关的干眼。

11. 神门

位置:在三角窝内,对耳轮上、下脚分叉处稍上方。

主治:与神经衰弱、肾精不足、心血亏虚等相关的干眼。

12. 目 1

位置:耳垂正面,屏间切迹前下方。

主治:一切干眼。

13. 目 2

位置:耳垂正面,屏间切迹后下方。

主治：一切干眼。

14. 眼

位置：耳垂正面，从屏间切迹软骨下缘至耳垂下缘划两条等距水平线，再在第二水平线上引两条垂直等分线，由前向后，由上向下地把耳垂分为九个区。按上述分区之五区为本穴。

主治：一切干眼。

15. 枕

位置：对耳屏外侧面的后上方。

主治：与神经衰弱、颈椎病等相关的干眼。

二、耳穴的探察

1. 直接观察法　即用肉眼或借助放大镜在自然光线下，直接观察有无变形、变色等征象，如凹陷、脱屑、水泡、丘疹、硬结、疣赘、软骨增生、充血、色素沉着等。这些反应处一般有较明显的压痛或电阻变低。

2. 按压法　即用探针、毫针柄或火柴棒，在与疾病相应的耳区从周围逐渐向中心探压，或对肉眼观察所发现的阳性反应点进行探压。压到敏感点时，病人会出现皱眉、呼痛、躲闪等反应，挑选压痛最明显的一点作为耳针治疗点。

3. 手指抚摩法　医生以示指紧贴耳背，拇指指腹轻抚耳郭前面，比较有无隆起、增厚、结节及其大小、硬度等情况。少数病人应用按压法找不到压痛点时，可用手指按摩该耳区，然后再测。

4. 电测定法　用电子仪器测定耳穴皮肤电阻、电位、电容等变化。患者可在与疾病的相应耳穴处出现电阻下降，导电量增高的现象，这些反应点称为"良导点"，可作为耳针的刺激点。

三、处方选穴原则

1. 按部处方选穴法　即根据病人患病部位，选取相应耳穴，如干眼选目 1、目 2、眼。

2. 辨证处方选穴法　根据藏象、经络学说，选取相应耳穴，如气血亏虚取肝、心、脾、肾。

3. 根据现代医学理论取穴法　如神经衰弱取皮质下、交感穴等。

4. 根据临床实践经验取穴法　如耳尖穴治疗结膜炎、睑板腺炎等引起的干眼。

上述耳针处方选穴原则,既可单独使用,亦可配合互用。选穴时要掌握耳穴的共性和特性,用穴要少而精。

四、操作方法

1. 定穴　根据诊断,确定处方,选定耳穴。

2. 消毒　除了针具和医者手指消毒外,耳穴皮肤应先用 2% 碘酒消毒,再用 75% 乙醇消毒并脱碘。

3. 针刺　耳针的刺激方法很多,根据治疗需要可选用短毫针、电针、揿针、三棱针进行针刺,亦可作耳穴注射、埋针、压籽、温灸、激光照射等。其中毫针刺法、压籽法较常用。

毫针针刺时,左手拇、示指固定耳郭,中指托着针刺部位,这样既可掌握针刺深度,又可减轻进针时的疼痛。

右手持针 180° 顺时针方向捻转刺入,深度以穿入软骨但不透过对侧皮肤为度,要求操作既准确又迅速。

针刺手法以小幅捻转为主,留针时间一般为 20～30 分钟,慢性病、疼痛性疾病可适当延长,小儿、老人不宜多留。

起针时,左手托住耳背,右手快速起针,然后用消毒干棉球压迫针孔,以防出血。必要时进行常规消毒,以防感染。

4. 压丸法　是指在耳穴表面贴敷压丸替代埋针的一种简易方法。

材料有多种,其中王不留行籽因表面光滑,大小和硬度适宜而多用。应用前应用沸水烫洗,晒干装瓶备用。

操作:先将王不留行籽贴在 0.6 cm×0.6 cm 大小胶布中央,用镊子挟住贴敷在已选的耳穴上,每日自行按压 3～5 次,每次每穴按压 30～60 秒,3～7 日更换一次,双耳交替。

五、注意事项

1. 严格消毒,防止感染　耳郭暴露在外,结构特殊,血液循环较差,容易感染,且感染后易波及软骨,严重者可致软骨坏死、萎缩而导致耳郭畸变,故应重视预防。一旦感染,应立即采取相应措施,如局部红肿疼痛较轻,可涂 2.5% 碘酒,每日 2～3 次;重者局部涂擦四黄膏或消炎抗菌类的软膏,并口服抗生素。如局部化脓,恶寒发热，白细胞增高，发生软骨膜炎，当选用相应抗生素注射，并用0.1%～0.2%的庆大霉素冲洗患处，也可配合内服清热解毒剂，外敷中草药及外用艾条灸之。

2. 耳上有湿疹、溃疡、冻疮破溃等，不宜用耳穴治疗。

3. 有习惯性流产的孕妇禁用耳针治疗；妇女怀孕期间也应慎用，尤其不宜用子宫、卵巢、内分泌、肾等穴。

4. 对年老体弱者、有严重器质性疾病者、高血压病者，治疗前应适当休息，治疗时手法要轻柔，刺激量不宜过大，以防意外。

5. 耳针法亦可能发生晕针，应注意预防并及时处理。

6. 对肢体活动障碍及扭伤的患者，在耳针留针期间，应配合适量的肢体活动和功能锻炼，有助于提高疗效。

第十一节　火龙疗法

一、概述

火龙疗法，起源于中国黑龙江省佳木斯市，因那里天气寒冷，风湿病人特别多，出生于三代中医世家的崔景云老先生在古代熏蒸法、民间的热敷法、酒搓疗法、火烧疗法的基础上，经几十年的临床实践，研发而成。火龙疗法是以中医经络学说和现代生物全息理论作指导，集预防、保健、诊断、治疗于一体的自然透皮给药疗法。用特制的药物通过火的性质，达到疏通经络、温经散寒、调整脏腑、活化细胞、排毒解毒，改善微循环的作用，恢复和提高人体自身抗病能力，增强体质，此疗法广泛适用于各种常见病的防治。火龙疗法运用火性炎上、善行数变、化积破坚、威猛迅不可挡之势，通过特定药物利用火性透过皮肤使药物功效加倍以达到温经散寒，通达内外脏腑表里，疏通经络致使气血流通之功效，助阳化阴，使阴阳平衡。关于火的功效，可以从历代文献中寻得。《内经》有"经陷下者，火则当之"，"结络坚紧，火所治之"；《道教火疗》有"道医相通，符火趋鬼"；《蒙古秘史》有成吉思汗用火治疗箭伤的记载。火龙疗法有温通经络、调和气血的作用，促进改善眼部的血液循环，以达到缓解干眼状的目的。现代医学认为,局部皮肤受热后,毛细血管扩张,以利于药物吸收。火龙疗法将火与中药合用,可以起到协同作用,以增强疗效。所使用的中药根据不同疾病选取不同中药。

二、操作

患者仰卧于治疗床上,双目自然闭合,取准备好的长方形医用纱布(长 10 cm,宽 5 cm)两叠,将热黄酒调好的"润目膏"均匀铺于其中,厚度约 3 mm。将纱布平铺于患者双眼上。取湿热毛巾敷于眼部周围,温度以患者耐受为度,注意避免烫伤,头面部其余部位(包括头发)用干毛巾遮盖,以免被火燎着。在湿热毛巾上,眼部及四周均匀洒上 95%乙醇(量以看出湿毛巾颜色变深,但无乙醇堆积为度),点火,7~10 秒后再敷另一干毛巾以灭火。移去干毛巾,在眼眶周围施以"一指禅"1~2 分钟,方向为双眼周围行"∞"走向,推拿眼眶周围穴位(睛明、攒竹、鱼腰、瞳子髎、太阳、四白、承泣)。在第一块毛巾上继续洒乙醇、点火、敷干毛巾灭火、推拿,如此重复 20 次,移去毛巾、纱布,湿热毛巾擦净局部。

三、"润目膏"制法

将枸杞子 150 g、白菊花 150 g、熟地黄 150 g、山药 100 g、山茱萸 100 g、茯苓 80 g、泽泻 80 g、牡丹皮 80 g、当归 100 g、柴胡100 g、女贞子 80 g,共为细末,密闭容器贮存备用。每次使用时取药粉适量,热黄酒适量,调成糊状备用。

四、"润目膏"方解

"润目膏"以"杞菊地黄汤"为主化裁。枸杞性甘平,入肝肾二经,起补养肝肾、养血明目作用,治疗视物昏花、目痛干涩。菊花性辛凉,入肝肺二经,有平肝降火之功效,主治风火赤眼、目涩畏光等,现代药理研究证实其含维生素 A 类物质及维生素 B,对干眼诸症有很好的治疗作用;熟地、山药、山茱萸滋阴补血、补益肝肾、益精填髓;牡丹皮清热凉血、活血化瘀;茯苓、泽泻渗湿、利水化饮;

当归、女贞子、柴胡补血和血、养阴生津、疏肝解郁。诸药相伍,共奏滋养肝肾、生精益血之力,从而津液生化有源,达到滋水明目的作用。

五、注意事项

(1) 热黄酒、热毛巾可以采用微波炉加热的方法。温度要控制好,医者先用手背感觉温度,以免烫伤患者;

(2) 一定要用毛巾遮住除被施术的其余部位,尤其是头发,以免火苗烧着头发、灼伤皮肤(临床上,我们有实习生点着患者头发的教训);

(3) 铺洒乙醇时要均匀,要领是喷洒的速度要匀速,这样火力才能均匀燃烧;

(4) 乙醇不能溅到患者皮肤或衣服上;

(5) 乙醇喷洒要适量。我们是用塑料乙醇瓶(或矿泉水瓶)装小半瓶95%乙醇,瓶盖用大号缝衣针烧红后烫12个针孔,使用时如喷壶洒水般洒出乙醇。量以看出湿毛巾颜色变深,但无乙醇堆积为度。乙醇过少易致毛巾烧着;

(6) 因各人耐受具有差异性,点火时间应以患者耐受为度,一般不超过10秒钟(具体时间还与毛巾厚度有关);

(7) 火点着后应迅速拿起湿毛巾准备覆盖灭火,同时默数数秒,切勿走神;

(8) 打火机点火时要注意点着后手要迅速离开,易烫到手。市面上有一种点火器,非常好用,很安全。自从改用点火器后,我们再也未发生烫到手的情况。

六、操作准备(图 8 – 47)

黄酒

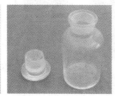

广口瓶

中药粉碎机

将中药打粉,
贮瓶中备用

点火器

干毛巾4块

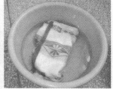

湿毛巾1块

95%乙醇

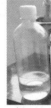

空塑料瓶

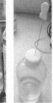

在空塑料瓶盖上戳孔若干

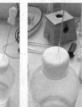

将纱布剪成长10 cm、宽5 cm的长方形

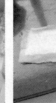

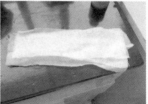

中药用热黄酒调成糊状

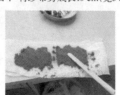

将调成糊状的中药,摊在
纱布上,厚约3 mm

图 8 – 47　操作准备

七、操作程序

1. 患者仰卧位,双目微闭。医者用干净纱布(长 10 cm,宽 5 cm)一块,敷于患者眼部(图 8 – 48);

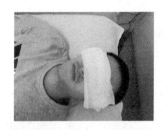

图8-48 操作1

2. 将摊好中药的纱布覆盖于上述干纱布上(图8-49);

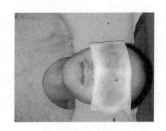

图8-49 操作2

3. 取湿热毛巾一块敷于纱布上(图8-50);

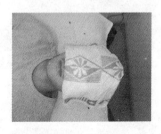

图8-50 操作3

4. 用3块干毛巾分别放于患者头发、两侧面颊部(图8-51);

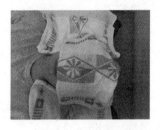

图8-51 操作4

5. 在湿毛巾的眼部均匀洒上 95％乙醇,见毛巾上颜色变深但无乙醇堆积即可(图 8-52);

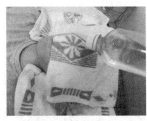

图 8-52　操作 5

6. 用点火器点火,同时准备一条干毛巾以备灭火(图 8-53);

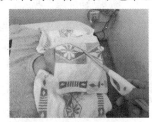

图 8-53　操作 6

7. 点火(图 8-54);

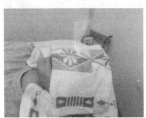

图 8-54　操作 7

8. 默数 7～10 秒,再敷另一干毛巾以灭火(图 8-55);

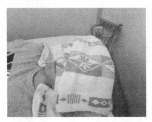

图 8-55　操作 8

9. 拿开干毛巾,在眼周施以一指禅推法 1～2 分钟,方向为双眼周围行"∞"走向,推拿眼眶周围穴位(睛明、攒竹、鱼腰、瞳子髎、太阳、四白、承泣(图 8-56));

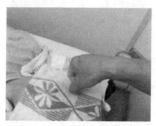

图 8-56 操作 9

10. 在湿毛巾上继续洒乙醇、点火、敷湿毛巾灭火、推拿,如此重复 20 次,移去毛巾、纱布,湿热毛巾擦净局部(图 8-57)。

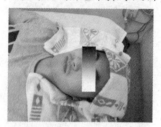

图 8-57 操作 10

附：论文

"一指禅"推拿配合火龙疗法治疗水液缺乏性干眼的临床观察

沈爱明[1,2]

（1. 南京中医药大学 江苏南京；2. 南通体臣卫生学校 江苏南通）

[摘要] 目的：观察"一指禅"配合火龙疗法治疗干眼的临床疗效。方法：80例患者随机分为治疗组和"泪然"治疗对照组，对主观症状积分、泪液分泌量、泪膜破裂时间、角膜荧光素染色积分进行观察。结果：在增加泪膜破裂时间、改善眼部症状积分方面，治疗效果优于泪然组；在改善角膜染色、泪液分泌量方面，两组之间比较无统计学差异。结论："一指禅"配合火龙疗法治疗水液缺乏性干眼有较好的疗效。

[关键词] 干眼；临床观察；一指禅；火龙疗法；角膜染色；泪膜破裂时间；泪流量

The clinical observation of Treating Aqueous Tear Deficiency Dry Eye With *Yizhichan* and *Huolong* Treatment

Shen Aiming[1,2]

（1. *Nanjing University of Chinese Medicine*；2. *Nantong Tichen Health School*）

[Abstract] Objective：To observe the effect of *Yizhichan* and *Huolong* treatment in treating aqueous tear deficiency dry eye. Methods：80 cases were randomly divided into a treatment group and control Tears Natuxal Ⅱ group，40 cases in each group. Observe the change of the subjective clinical symptoms，cornea fluorescent pigmentation(FL)，Break-up time of tears(BUT)，Schirmer Ⅰ test(SIt)，and then the two groups before and after treatment data were statistically analyzed in order to contrast the treatment of the Two groups to study the validity of *Yizhichan* and

Huolong treatment. **Results**：It is proved that there is statistical difference between the before and after treatment with *Yizhichan* and *Huolong* in BUT and clinical symptoms. But not in SIt and FL. **Conclusions**：Treating aqueous tear deficiency（ATD）dry eye with *Yizhichan* and *Huolong* treatment have better effectiveness not only objective but subjective symptoms.

[**Key words**] dry eye；clinical analysis；*Yizhichan*；*Huolong* treatment；cornea fluorescent pigmentation（FL）；Break-up time of tears（BUT）；Schirmer Ⅰ test（SIt）

笔者 2010 年 3 月以来，采用火龙疗法治疗水液缺乏性干眼，取得了较好疗效，现报导如下：

1 临床资料

1.1 一般资料

80 例均为我院门诊诊断为水液缺乏性干眼患者。其中男 22 例，女 58 例；年龄：20～77 岁。利用统计分析软件 SPSS 11.0 随机分为治疗组、对照组各 40 例（80 只眼）。两组在年龄、性别、症状（干涩感、视疲劳、异物感、视物模糊、畏光感、眼红、疼痛感、流泪、烧灼感）积分、泪液分泌量、泪膜破裂时间、角膜荧光素染色积分的差异均无统计学意义（$P>0.05$），具有可比性。

1.2 诊断标准

参照国家中医药管理局发布的中医诊断标准：①症状为眼干涩，异物感，视力疲劳，可伴有口鼻干燥等；②泪液分泌量测定 SchirmerI法低于 10 mm/5 min；③泪膜破裂时间小于 10 s；④角膜荧光素钠染色后可见上皮散在点状着色。

1.3 纳入标准

①符合上述水液缺乏性干眼诊断标准；②未使用其他药物治疗，或使用其他药物治疗但已停药 2 周以上；③知情同意。

1.4 排除标准[1]

①结膜疤痕化、泪腺开口部闭锁或副泪腺完全萎缩者；②合并有其他结膜、角膜和虹膜明显病变者；③怀疑或确有药物滥用史者；④中途使用其他药物治疗眼睛者。

1.5 退出试验病例标准[1]

①出现过敏反应或严重不良事件者,根据医生判断立即停止临床试验者,即中止该病例临床试验;②病程中病情恶化,根据医生判断应该立即停止临床试验者,即中止该病例临床试验,作无效病例的处理;③患者在临床试验过程中,不愿意继续进行临床试验,向主管医生提出退出临床试验的要求者。

1.6 病例的脱落与处理

当受试者脱落后,采取登门预约、随访、电话、信件等方式与受试者联系,询问理由,记录最后一次治疗或滴眼药水的时间,完成所能完成的评估项目。因过敏反应、不良反应、治疗无效而退出试验病例,根据受试者实际情况,采取相应的治疗措施。凡是入选并已使用编号药物的病人,无论是否脱落,均记录和保留病例观察表。所有脱落病例不计入数据分析。本次试验,一共有82人进入试验,2人脱落,均因治疗时间不能保证而中途退出。

1.7 观察指标

①自觉症状评分:治疗前后均进行眼部症状问卷调查(干涩感、视疲劳、异物感、视物模糊、畏光、眼红、疼痛感、流泪、烧灼感等),上述9种症状均制成"VAS"十级量表,0分为正常,10分为不能忍受;②泪液分泌试验(Schirmer Ⅰ):将试纸一端折放于下睑中外1/3穹窿部,5分钟后测量泪液浸湿试纸的长度;③泪膜破裂时间(BUT):将荧光素钠放入结膜囊,裂隙灯下观察患者从睁眼到角膜表面出现第一个黑斑的时间;④角膜荧光素染色:裂隙灯下观察,将角膜病变面积4等分,每1个等分都是0～3级,0级无染色,3级有块状染色,1、2级为轻、中度的染色。

2 治疗方法

2.1 治疗组

采用一指禅配合火龙疗法治疗,每日1次,5天为一疗程,疗程间休息二天。4疗程后统计疗效。

(1)操作方法:患者仰卧于治疗床上,双目自然闭合,取准备好的椭圆形医用纱布(长径10 cm,短径5 cm)两叠,将热黄酒调好的"润目膏"均匀铺于其中,厚度约3 mm。将纱布平铺于患者双眼上。取湿热毛巾敷于眼部周围,温度以患者耐受为度,注意避免烫伤,头面部其余部位(包括头发)用干毛巾遮盖,以免被火燎着。在湿热毛巾上,眼部及四周均匀撒上95％酒精(量以看出湿毛巾颜色变深,但无酒精堆积为度),点火,7～10 秒后再敷另一湿毛巾以灭火,眼眶周围施以"一指禅"1～2 分钟,方向为双眼周围行"∞"走向,推拿眼眶周围穴位。拿开第二块毛巾,在第一块毛巾上继续撒酒精、点火、敷湿毛巾灭火、推拿,如此重复 20 次,移去毛巾、纱布,湿热毛巾擦净局部。

(2)"润目膏"制法:将枸杞子 150 g、白菊花 150 g、熟地黄 150 g、山药 100 g、山茱萸 100 g、茯苓 80 g、泽泻 80 g、牡丹皮 80 g、当归 100 g、柴胡 100 g、女贞子 80 g,共为细末,密闭容器贮存备用。每次使用时取药粉适量,热黄酒适量,调成糊状备用。

2.2 对照组

给予泪然眼液(爱尔康眼药厂生产,进口药品注册证号:H20020424),外用滴眼。每次 1～2 滴,每天 6 次。

4 周后统计疗效。

3 疗效观察

3.1 疗效标准

根据 2004 年《全国干眼的诊断与治疗进展研讨会》标准规定。显效:自觉症状明显改善,疗效指数>80%,泪液分泌量正常,泪膜破裂时间正常,角膜染色消退;有效:自觉症状改善,80%≥疗效指数≥30%,泪液分泌量增加,泪膜破裂时间延长,角膜染色分级评分降低;无效:自觉症状和各项检查项目无变化,疗效指数<30%;疗效指数(n)=[(治疗前总记分－治疗后总记分)÷治疗前总记分]×100%。

3.2 两组疗效比较,采取 t 检验。见表 1。

表 1 两组干眼患者临床疗效比较(n)

组　别	眼数(只)	显效	有效	无效	总有效率(%)
对照组	80	18	27	35	56.3
治疗组	80	25	33	22	72.5*

＊与对照组相比,$P<0.01$

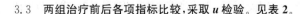

3.3　两组治疗前后各项指标比较，采取 u 检验。见表 2。

表 2　治疗前后各项指标比较

	治疗组		对照组	
	治疗前	治疗后	治疗前	治疗后
自觉症状评分	31.07±2.18	15.12±1.82①③	31.12±2.25	20.83±1.73①
SIt(mm/5 min)	4.82±3.61	6.15±3.81①	4.23±3.55	5.19±3.22
BUT(s)	3.13±1.62	5.81±2.15①③	3.75±1.08	4.11±1.57
FL 积分	1.68±2.45	0.90±1.43②	1.71±2.05	0.72±1.71①

与本组治疗前比较，①$P<0.01$，②$P<0.05$；③与对照组治疗后比较，$P<0.01$

4　讨论

　　干眼是指任何原因引起泪液质或量及动力学的异常，导致泪膜不稳定和眼表面的异常，并伴有眼部不适症状或眼表组织病变为特征的多种疾病总称[2]，亦称角结膜干燥症。目前公认的干眼是以液性泪液产生减少、黏液分泌异常和睑板腺功能障碍等原因引起的泪液膜液性成分的绝对和相对缺乏、眼表泪液分布异常、泪液蒸发增加为共同特征的综合征。可导致严重的眼表疾病，包括角膜表面磨损、丝状角膜炎和角膜溃疡等并发症最终导致角膜混浊和视力丧失[3]。临床上将干眼按病因分为水液缺乏型、蒸发过强型。本研究对象为水液缺乏型患者。

　　干眼是最常见的眼科疾病之一[4]，研究表明其发病率远较人们想象的高，美国的调查显示在 65～84 岁的人群中有 14.6%[5][6]，项广诊等[7]对 2 026人眼科门诊患者问卷调查发现 10.71% 有干眼。其常见症状有干涩感、异物感、烧灼感、痒感、畏光、眼红、视力疲劳、视力波动、视物模糊等。本次临床观察中的症状评分所观察的内容即为上述症状，采取"VAS"十级量表的方法，每个症状分别打分，"0"表示无该症状，"10"表示特别痛苦，无法忍受。

　　干眼属于中医"白涩症"范畴，《审视瑶函》："不肿不赤，爽快不得，沙涩昏朦，名曰白涩，气分伏隐，脾肺湿热。"中医学认为干眼与肺、肝、肾三脏密切相关[8]。《银海精微》："泪乃肝之液"。《素问·逆调论》："肾者水脏，主津液"。说明眼睛的滋润有赖肝肾的滋养。根据"五轮学说"，眼之白睛属肺，所以眼睛干涩与肺阴不足亦相关。"润目膏"以"杞菊地黄汤"为主化裁。枸杞性甘平，入肝肾二经，起补养肝肾、养血明目作用，治疗视物昏花、目痛干涩。菊花性辛凉,入肝肺二经,有平肝降火之功效,主治风火赤眼、目涩畏光等,现代药理研究证实其含维生素 A 类物质及维生素 B,对干眼诸症具有很好的治疗作用[9];熟地、山药、山茱萸滋阴补血、补益肝肾、益精填髓;牡丹皮清热凉血、活血化瘀;茯苓、泽泻渗湿、利水化饮;当归、女贞子、柴胡补血和血、养阴生津、疏肝解郁。诸药相伍,共奏滋养肝肾、生精益血之力,从而津液生化有源,达到滋水明目的作用[10]。

火龙疗法,起源于中国黑龙江省佳木期市,因那里天气寒冷,风湿病人特别多。出生于三代中医世家的崔景云老先生在古代熏蒸法、民间的热敷法、酒搓疗法、火烧疗法的基础上,经几十年的临床实践,研发而成。火龙疗法有温通经络、调和气血的作用,促进改善眼部的血液循环,以达到缓解干眼状的目的。现代医学认为,局部皮肤受热后,毛细血管扩张,以利于药物吸收。火龙疗法将火与中药合用,可以起到协同作用,以增强疗效[11]。

眼周的"一指禅"推拿,涉及治疗眼部疾患的常用穴位:睛明、攒竹、鱼腰、瞳子髎、四白、承泣以及其他经外奇穴,涉及眼周 8 条经脉:手阳明大肠经、足阳明胃经、手少阴心经、手太阳小肠经、足太阳膀胱经、手少阳三焦经、足少阳胆经及足厥阴肝经。通过传统手法"一指禅"的均匀、持久、有力的渗透作用,不仅起到通络明目的功效,还直接刺激泪腺促进泪液的分泌而改善诸症状。

运用火龙疗法时要注意以下几点:(1)热黄酒、热毛巾可以采用微波炉加热的方法。温度要控制好,医者先用手背感觉温度,以免烫伤患者;(2)一定要用毛巾遮住除被施术的其余部位,尤其是头发,以免火苗烧着头发、灼伤皮肤(临床上,我们有实习生点着患者头发的教训);(3)铺洒酒精时要均匀,要领是喷洒的速度要匀速,这样火力才能均匀燃烧;(4)酒精不能溅到患者皮肤或衣服上;(5)酒精喷洒要适量。我们是用塑料酒精瓶(或矿泉水瓶)装小半瓶 95%酒精,瓶盖用大号缝衣针烧红后烫 12 针孔,使用时如喷壶洒水般洒出酒精。量以看出湿毛巾颜色变深,但无酒精堆积为度。酒精过少易致毛巾烧着;(6)因各人耐受具有差异性,点火时间应以患者耐受为度,一般不超过 10 秒钟(具体时间还与毛巾厚度有关);(7)火点着后应迅速拿起湿毛巾准备覆盖灭火,同时口中默数数秒,切勿走神[12];(8)打火机点火时要注意点着后手要迅速离开,易烫到手;(9)一指禅推法动作要领:沉肩、垂肘、悬腕、指实、掌虚,运用腕部的摆动带动拇指关节的屈伸活动。在一指禅推法的练习和临床应用时,其核心是着眼一个"松"字。所谓沉肩,就是不要抬肩,但也不必有意识地往下垂。所谓垂肘,就是让肘关节活动自由,使肘部随着重力自由下垂,自然而非刻意。所谓悬腕,就是把腕关节放松,放松以后腕部才能悬下去。所谓指实、掌虚,是指推法操作时指、掌都要放松,而大拇指吸定一点,频率每分钟 120～160 次[13]。

[参考文献]

[1] 刘敏.针刺治疗水液缺乏性干眼的临床研究[D].南京中医药大学,2009 届硕士学位论文:19

[2] 赵堪兴,杨培增.眼科学[M].第 7 版.北京:人民卫生出版社,2008:77

[3] 朱志红,王要军,路振莉.干眼的诊断与治疗[J].中国误诊学杂志,2007,7(9):1942－1944

[4] 肖秀林,韦福邦.干眼的诊疗进展[J].广州医学,2007,29(12):1909－1911

[5] Caffery BE,Richter D,Simpson T. et al. The Canadian dry eye epidemiology study. Adv Exp Med Biol. 1998,438:805

[6] Sohein OD,Munoz B,Tielsch JM,et al. Prevalence of dry eye among the elderly. Am J Ophthalrno1,1997,124:723

[7] 项广诊,王跃丽,唐国芬,等.干眼患病因素的临床分析[J].眼科杂志,2004,13(6):357－359

[8] 刘亚丽,杨丽娟,杨桂桂.电针治疗干眼临床观察[J].吉林中医药,2012,12(32):1275－1276

[9] 王忻.中药内服联合外用治疗干眼临床研究[J].中医学报,2010,5(25):988－989

[10] 秦智勇,温勇.杞菊地黄汤加味配合针刺治疗围绝经期干眼的临床观察[J].中国中医药科技,2010,3(17):245－246

[11] 沈爱明.火龙疗法治疗强直性脊柱炎 48 例[J].中国针灸,2010,30(3):241－242

[12] 沈爱明.针灸加火龙疗法治疗面瘫 80 例[J].中国针灸,2007,27(12):929－930

[13] 宋哲好,顾非.一指禅推拿流派的形成发展与手法特色[J].按摩与康复医学,2012;3(12):4－6

第九章 预防

第一节 注意用眼卫生

用眼卫生是指合理用眼，以避免眼睛疲劳、酸痛，进而引发视力衰退或其他症状的发生。广义的用眼卫生还包括主动让眼睛放松、休息。从专业的角度，用眼卫生所涉及的四个最重要的方面是：光线、用眼姿势、用眼时间以及眼睛的放松。

一、在合适的光线下用眼

长时间在不佳光线（太暗或太强）下阅读、书写会严重影响视力。生活中常见的是光线太暗的情况，但光线太亮的情形也很普遍（如白天窗口的阳光、晚上台灯下的光线）。为此，国家对于各种室内场合的光线照度都制定了严格的标准，如书房内阅读、书写时的照度＞300 Lux。

一般来说，光线不佳主要是三种情况：一是所处环境的光线本身不合适（太亮或太暗）；二是由于身体姿态不正确而挡住光线，让本来合适的光线照到眼睛注视区域时变暗了；三是光源本身（主要是自然光）会变化，如早晚的阳光，多云天气、或阴/雨变化时的自然光。在光线太暗或太强的条件下看书、写字，都会使睫状肌经常处于高度紧张状态而出现痉挛，时间长了，就会影响视力，因此要避免这些情况。

通常，比较适合于阅读、书写的光线亮度为 300～500 Lux，在这个光照下阅读、写字，人眼会比较放松。另外，看电视、用电脑时，也应该有一定的背景光。如果自己无法判断学习、工作或生活场所的光线亮度是否合适,可以用护眼光度笔做些监测。

二、端正近距用眼姿势

近距离用眼姿势是影响视力的另一重要因素。走路或乘车时不要看书,由于行车颠动,书本与眼的距离不断改变,眼睛不断地变化调节,易引起视力疲劳。中小学生的眼球正处于发育阶段,长时间的不良用眼姿势容易引起眼球的发育异常,导致视力下降。因此,近距离用眼时,身体应保持静止状态,坐姿端正,书本放在距眼睛30 cm左右的地方。写字时,光线最好从左前方照到书本,以免光线被写字的右手挡住。另外,看电视时,眼与电视的距离大于荧光屏对角线长的5~6倍。

三、缩短近距用眼时间

看 5 m 以外的目标时眼睛基本不需要调节,看 5 m 以内的目标则需要调节,目标愈近,使用的调节愈大。当目标距眼 50 cm 时需要 2 屈光度的调节。25 cm 时需要 4 屈光度的调节。距离小于 25 cm 时则所需要的调节度急剧上升,这样就增加了调节肌的紧张度,促使眼的屈光状态向近视方面发展。长时间、近距离用眼,会导致眼肌过度调节,难以恢复,应尽量避免。通常,近距离用眼时,隔45~50分钟休息 10~15 分钟,休息时尽量远眺或适度按摩一下眼睛。

四、主动放松眼睛

首先,充足的睡眠无疑是放松眼睛的好办法。其次,多一些户外的运动/锻炼,在促进眼部血液循环的同时,眼睛会有更多的远眺时间,还可以帮助放松眼部肌肉/神经,其对视力保护作用不言自明。

第二节　视频终端综合征的预防

一、勿长时间盯着屏幕

要知道人在一般情况下1分钟眨眼约20次,使用电脑工作时由于凝神注目,每分钟眨眼次数减少到6次。在这种情况下,如果用眼过度,会导致泪分泌减少和泪成分变质,进而成为干眼病,出现眼球表面干燥、结膜充血、角膜容易受损、眼睛不适,眼睛有灼热感和异物感、磨痛等情况,看东西时还会出现视物不清。

二、姿势正确,距离恰当

用电脑时要保持正确姿势与注视距离,距离太近或姿势不正确,过度靠近电脑屏幕,都比较容易受到辐射。在使用笔记本电脑时,由于屏幕过小,导致使用者必须近距离工作,头部向前倾,颈部肌肉用力,很容易加重眼睛疲劳。因此要注意调整工作时间,每工作1到2小时休息15分钟,闭目或远视。和电脑的距离应保持在60 cm以上,视线向下15~20°(见图9-1)。

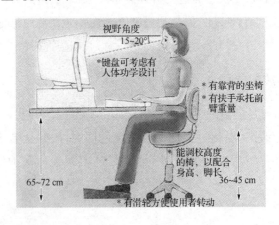

图9-1　正确姿势

图片来自:http://hqgb12080.com/Detail.asp?c=125

三、保持屏幕画质、清晰度

有些电脑因为使用时间过久导致屏幕画质降低，清晰度下降，造成阅读上的困难，要及时调整或更换。

四、适宜环境也重要

环境中的光线太强或者是太弱都会导致屏幕与外界产生强烈的反应，容易对眼睛造成刺激，因此环境的光线要柔和。电脑不宜靠墙放，否则不但易受潮气的袭击，而且使用者抬头时映入眼帘的就是一堵墙，这种情况下眼睛不但无法得到良好的调节和放松，还会加重视神经的紧张和疲劳。所以电脑最好摆在窗边，或让屏幕和墙壁之间的距离在 1 m 以上。或是在电脑后面的墙壁上贴一些绿色或蓝色的画（如森林或大海），都可以有效地缓解焦虑和疲劳症状。

五、"屏奴"如何保护眼睛？

早上起床看手机刷朋友圈，上班路上用手机看小说看电视剧，走进办公室打开电脑又是一整天对着电脑，晚上下班回家还接着看电视剧、小说、刷朋友圈、聊天、购物……这些已经成为了大部分人每天的生活写照（图 9-2）。那么，我们该如何保护自己的眼睛呢？

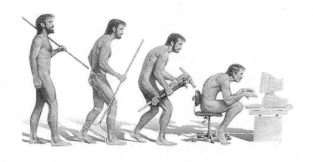

图 9-2 人类退化图

图片来自：http://www.zixijiaoshi.comhtml2015/tuji_0101/20636.html

1. 在电脑旁放一杯热水　屏奴们肯定知道,长时间盯着屏幕,眼睛会时常感到干涩。因为在专注萤幕时,眨眼次数会由每分钟22次降至7次,不知不觉使得眼球表面泪水蒸发过多,才使眼睛干涩,严重时会得干眼。因此,在电脑旁放一杯热水,增加周边湿度,以减轻眼睛不适的情形。同时,还需要经常眨眼来湿润眼睛。

2. 喝一杯花茶　花茶是保护眼睛的好饮料。菊花对治疗眼睛疲劳、视力模糊有很好的疗效。中国自古就知道菊花能保护眼睛的健康,除了涂抹眼睛可消除浮肿之外,平常就可以泡一杯菊花茶来喝,能使眼睛疲劳的症状消除,如果每天喝三到四杯的菊花茶,对恢复视力也有帮助。此外,像枸杞、决明子,煮成茶汁来喝,也是很好的护眼饮料。当然,不嫌麻烦的话最好喝一碗味噌汤,味噌是用大豆跟米发酵制成的,含有丰富的 B_{12},是素食者摄取 B_{12} 的重要来源。味噌还含有一种特别的酵素,能将身体内的放射线排出体外,曾经接受过化疗或是长期使用电脑的人都应该经常食用。

3. 下班后让眼睛休息两三个小时　下班后,在坐公交地铁时,不要一直盯着手机,而是要让眼睛得到充分的放松,最好多看看车上的帅哥美女,多看看车外的红花绿树,美丽街景。从而缓解因8小时给眼睛带来的疲劳感。回到家中,也不要马上坐到电视或电脑前,而是至少让眼睛休息2~3个小时,才能完全缓解眼疲劳。

4. 健康食补保护眼睛　多食富含胡萝卜素、维生素 B 和维生素 C 的食物。胡萝卜素可在体内转变成维生素 A,因此含有胡萝卜素的食物如胡萝卜、番薯、各种绿色蔬菜及动物肝脏、奶油、全脂牛奶、蛋黄等也都含有丰富的维生素 A。维生素 B_1 可由日常所食用的糙米、面粉以及各种豆类中摄取。维生素 B_2 的天然丰富来源是动物的肝脏、牛奶、蛋黄、花生、菠菜、番薯等。在每天的饮食中,注意摄取含维生素 C 丰富的食物。比如,各种新鲜蔬菜和水果,其中尤其以青椒、黄瓜、菜花、小白菜、鲜枣、生梨、橘子等含量最高。丰富的钙粉对眼睛也是有好处的,钙具有消除眼睛紧张的作用。如豆类、绿叶蔬菜、虾皮含钙量都比较丰富!

5. 要注意室内光线　很多人看电脑时,都喜欢关灯,对眼睛伤害更大。因此,娱乐时,要注意室内光线,电脑室内光线要适宜,不可过亮或过暗,避免光线直接照射在荧光屏上而产生干扰光线,工作室要保持通风干爽,能使那些有害气体尽快排出。在连续娱乐 1 小时后应该休息 10 分钟左右,并且最好到室外活动活动手脚与躯干。

6. 让眼睛多呼吸　看电脑超过 1 个小时,就要远眺几分钟,走动走动;也不要在过强或者过弱的光线下玩电脑。眼睛与外界接触,容易受各种病菌的感染,要勤洗手,注意平时养成不用手揉眼,避免直接把病菌"种"到眼睛上。不要老宅在家里,要走出去,多运动,多到户外活动,多享受大自然的青山绿水,使眼睫状肌得到放松。

第三节　远离宠物(结膜寄生虫)

据微微健康网 2015－06－30 报道,罗女士养狗两年,常和狗睡一张床。近日,医生从罗女士眼睛里"捉"出两条活虫。"白白的,像棉线"。专家称,这是结膜囊吸吮线虫,狗是这种寄生虫的主要传染源,罗女士可能是与宠物狗过度亲密,或是摸了狗后没洗手就揉了眼睛染病的。

"眼睛又红又痒,一直当结膜炎治却总不见好。"河南信阳女子罗女士 6 月 25 日来汉求医时,医生竟从她的眼睛里"捉"出两条活虫。"白白的,像棉线,镊出来放在盘子里还不停地蠕动!"昨天,武汉同济医院眼科教授刘恒明告诉记者,这是结膜囊吸吮线虫病——一种比较罕见的眼部寄生虫病(图 9－3),他从医 40 年,只碰到过 5 例。

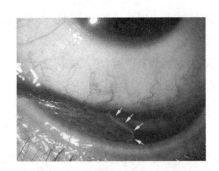

图 9 - 3　结膜寄生虫（见彩图）

图片来自:http://bjcs.vivijk.com/201506/621412.html

　　湖北省疾控中心寄生虫研究专家董小蓉教授是结膜吸吮线虫的专家,她介绍,狗是这种寄生虫的主要传染源,罗女士养狗两年,经常和狗睡在一张床上,基本可以判断是狗传染给人的。

两条活虫在眼里钻出钻进

　　刘恒明回忆,当天罗女士就诊,一进来就说左眼不舒服,很痒,有灼热感,总想要用手去揉,已经快 1 个月了。当地医院都说是结膜炎,但奇怪的是,点眼药水后眼睛红痒的症状反而越来越严重了。

　　刘恒明扒开她的眼皮一看,结膜红红的,充血很厉害。突然,他发现在左眼上眼皮和眼球之间有个"棉纱线头"一样的东西在蠕动。

　　这是什么东西? 在裂隙灯显微镜下仔细查看后,刘恒明惊得倒吸了一口凉气:两条细细长长的乳白色半透明线虫从患者结膜囊里钻出来,快速地蠕动,很快又钻回了结膜囊里。

　　必须马上把虫子取出来! 刘恒明给罗女士点了几滴局麻眼药水,三四分钟后,受到麻药刺激的两条虫子接连从结膜囊里爬了出来。他赶紧用镊子夹住虫子的头,轻轻地把它们拽了出来。放在盘子里一看:一条长 2 cm,一条长 1.5 cm。

　　按照虫子的特性,受到麻药刺激后,会马上从里面钻出来。等了五分钟后,仍旧没有虫子爬出,刘恒明确定应该不会有成虫了。

他用生理盐水为罗女士冲洗眼睛后，给她点上了抗生素眼药水。

患者常与宠物狗睡一张床

"身体细长、乳白色、半透明，还有小锯齿，寄生在眼睛里。"刘恒明仔细观察虫体后，认为这是结膜囊吸吮线虫。

这么长的虫子是怎么钻到罗女士眼睛里的呢？罗女士说，家里养了两年狗，有时候狗会在床上和她一起睡觉。"罗女士很可能是与家里的宠物狗过度亲密（图9-4），或是摸了狗后没有洗手就揉了眼睛染病的。"刘恒明分析。

刘恒明告诉记者，这是一种罕见的眼部寄生虫病，他从医40年来，只遇到过5例这样的病人。"之前的一位病人，虫子还钻进了视网膜里。当时以为是视网膜肿瘤，切下来一看，才发现是虫子，有七八条，还是活的。"

结膜吸吮线虫一旦进入人眼内，人开始会感觉眼睛很不舒服，有异物感、刺痒、刺痛，眼内分泌物变多。但如不及时治疗，虫子在眼内停留时间过长，很容易引起角膜溃疡，影响视力。"万一钻到眼球里面就更麻烦了，会造成眼内感染直至失明。"

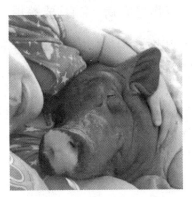

图9-4 与宠物过度亲密

图片来自：http://bjcs.vivijk.com/201506/621412.html

果蝇是寄生虫的中间媒介

董小蓉教授主要研究对象正是肺吸虫和结膜吸吮线虫，她介绍，这种寄生虫确实很罕见，寄生在眼睛的结膜囊里，靠吸吮眼睛的分泌物和眼泪为生，因此而得名，成虫有 5～20 mm 长。狗是它的主要传染源，其次是猫和兔子。

"夏天经常能看到的一种果蝇是结膜吸吮线虫病的中间宿主和传播媒介。"董小蓉说，水果摊上放了几天不太新鲜的水果周围，经常有一种黑色的类似小苍蝇的虫子飞来飞去，这就是冈田绕眼果蝇，它最喜欢叮葡萄、杨梅和荔枝。

每年的 6～9 月是这种果蝇的繁殖高峰，除了喜欢围着水果飞，它还爱绕着狗猫的眼睛打转。它经常停留在狗的眼睛周围，舔食和吸吮狗眼睛里的分泌物和眼泪。董小蓉告诉记者，当果蝇舔过感染了结膜吸吮线虫的狗狗眼睛后，它就会把吸吮线虫的蚴虫吸入到体内，等它再舔其他的狗或人的眼睛时，就有可能感染。

董小蓉介绍，因为结膜吸吮线虫是亚洲特有的，所以也叫"东方眼线虫"。在我国，这种病主要发生在山东、江苏、湖北、河南和安徽，跟冈田绕眼果蝇的分布区域有关。"罗女士的发病时间和地点都恰好吻合。"

宠物患眼病"流泪"要警惕

董小蓉提醒养狗市民，千万别跟宠物过于亲密接触，尤其是不让狗狗蹭脸，摸了宠物后记得一定要立即洗手。家里的宠物狗一定要定期驱虫。

怎么知道家里的狗猫是否染病？她表示，宠物感染结膜吸吮线虫后会和人一样出现类似的症状：眼睛瘙痒、发红、分泌物增多，甚至流眼泪，这时要特别警惕。特别是发现狗和猫用爪子去挠自己眼睛时，要尽早带到兽医院去检查。

第四节　隐形眼镜的正确佩戴

隐形眼镜(contact lens)，也叫角膜接触镜，是一种戴在眼球角膜上，用以矫正视力或保护眼睛的镜片。

一、佩戴隐形眼镜的相关禁忌证

1. 自身条件　例如有眼睑内翻,倒睫,闭合不全,泪囊炎,干眼,严重沙眼,慢性结膜炎,角膜炎,糖尿病,高血压,副鼻窦等眼部疾病都不适合验配。

2. 环境因素　风沙大,粉尘重,挥发性物多,严重污染的环境不适合。

3. 个人因素　未满十六周岁的,卫生习惯不良,自理能力差,药物过敏者,不能坚持、认真护理者都不适合。

二、佩戴方法(图 9-5)

1. 处理隐形眼镜镜片前必须洗净双手,用没有毛絮的手巾擦干双手或用烘干机烘干。

2. 确保指甲已经剪短,以免误伤眼睛或损坏隐形眼镜镜片。

3. 将隐形眼镜置于示指指尖,使镜片成形,并观察镜片是否正反面颠倒。隐形眼镜正反面识别的办法是:将镜片托在示指尖上保持与眼睛水平一致,然后观察镜片边缘。镜片正面时,其边缘呈碗状;镜片反面时,其边缘呈盘状(边缘轻向外微撇)。

4. 眼睛向前看,用托隐形眼镜手的中指向下轻拉下眼睑边缘,另一手的中指将上睑边缘向上轻轻拉起(注意这只胳膊不要遮挡另一只眼睛的视线,可将其抬高使手从头顶垂下),此时黑眼球要暴露完全。

5. 将托着隐形眼镜的示指渐渐移近眼睛,并使镜片吸附在眼球上。

6. 眼睛轻向下看,慢慢放开拉住眼睑的手指(建议先松拉住上眼睑的手指),自然眨眼。

7. 感觉佩戴是否舒适。

8. 摘隐形眼镜时(图 9-6),眼睛可轻微向上看,用一只手的示指轻拉下睑,另一只手的拇指和示指轻挤镜片中下部,将镜片取出。

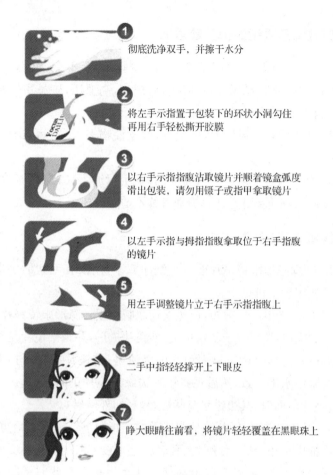

彻底洗净双手，并擦干水分

将左手示指置于包装下的环状小洞勾住
再用右手轻松撕开胶膜

以右手指指腹沾取镜片并顺着镜盒弧度
滑出包装，请勿用镊子或指甲拿取镜片

以左手示指与拇指指腹拿取位于右手指腹
的镜片

用左手调整镜片立于右手示指指腹上

二手中指轻轻撑开上下眼皮

睁大眼睛往前看，将镜片轻轻覆盖在黑眼珠上

图 9–5　佩戴方法

图片来自：http://www.88lens.com/new/article625.html

① 彻底洗净双手，手一定要擦干(手干眼湿)

 ② 二手中指轻压在上下睫毛中间
撑开上下眼皮

 ③ 睁大眼睛往前看

 ④ 拇指与示指张开呈倒八字状
指腹间宽约1 cm

 ⑤ 轻按在黑眼珠下缘(接近四点八点钟方向)

 ⑥ 拇指与示指指腹维持倒八字状及轻按状态
再使用以下任一方式：
1. 以指腹下滑至眼白处；
2. 以指腹按住不动，眼睛向上看(镜片自然移到
眼白处)(切记：勿在黑眼珠正中央拔取镜片，
以保护眼角膜)

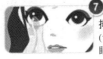 ⑦ 拇指与示指指腹施力将镜片捏下
(切记：勿用指甲掐下，一定要用指腹，保护
眼睛最重要喔！)

图 9 - 6　摘取放法

图片来自：http://www.88lens.com/new/article625.html

三、关于佩戴隐形眼镜常见问题

1. 问：佩戴隐型眼镜应该首先注意什么问题？

专家：首先是卫生问题，像有些人不洗手就化妆，然后再戴隐形眼镜；或者用手揉眼睛等都是不讲卫生的习惯。另外长期戴隐形眼镜玩电脑游戏实际上也是一种不合适的情况，因为电脑有辐射，对于隐形眼镜是有影响的。还有一点就是累了以后倒头就睡，隐形眼镜也忘了摘了，这一点是最不可取的，因为这样妨碍了角膜

的正常呼吸。

2. 问:那么正确佩戴隐形眼镜的方法是怎样的?

专家:第一步:修剪指甲。第二步:清洗双手。洗净双手后选择纱布或无絮的毛巾擦干双手。第三步:搓洗镜片。搓洗镜片正反面30秒以上。第四步:冲洗镜片。搓洗后,冲洗镜片正反面各5秒。第五步:配戴眼镜。

佩戴好隐形眼镜再化妆,摘掉隐形眼镜后再卸妆。如果眼睛出现发红、畏光、流泪等不适症状,请立即取下隐形眼镜,并携带隐形眼镜到医院进行检查,寻找具体原因。

3. 问:镜片的日常护理是不是也有很多讲究?

专家:隐型眼镜的日常护理很重要。摘下眼镜后应将其放入含有去蛋白片的护理液中浸泡。具体过程是先把护理药水倒入眼镜盒里,然后放入药片,等药片全部溶化后再放入隐形眼镜。这个过程每周要做一次,一般不要超过12小时。去完蛋白后要把眼镜盒冲洗干净,要用流动的清水冲洗眼镜盒,眼镜盒的里里外外,包括有螺纹的地方都得清洗到。隐形眼镜药水和药盒千万不要放在浴室以及阳光可以直射到的地方,否则会变质发霉。

4. 问:选择隐形眼镜的护理液需要注意什么?

专家:隐形眼镜护理液的发展已经经过了一个很长的时期,最早的隐形眼镜消毒是加热消毒和化学方法消毒。现在已经有了全效的护理液。

5. 问:有没有免去清洗的隐形眼镜?

专家:目前有日抛型的、周抛型的和月抛型的可供选择,但是费用比较高,一副眼镜每天的费用是60元,一年的费用在2万元左右。作为眼科医生来说,我并不支持使用那种一个月都不摘的隐形眼镜,即使是这样的隐形眼镜,应该佩戴的时间也不能超过72小时。因为尽管这种产品质量高,但是只要戴上了隐形眼镜肯定会产生蛋白,蛋白沉积在镜片背面,还是会影响其透氧量和清晰度。

6. 问:隐形眼镜材料上的软硬程度对于人的眼睛有什么影响?

专家:最早的隐形眼镜的材料是用普通玻璃做的,后来改进成了有机玻璃,到了 1971 年有了高分子材料,接着就出现了软性的隐形眼镜,由于佩戴舒适、异物感小,因此也迅速取代了硬性的隐形眼镜。现在又逐步有了含水量和透氧量更高的隐形眼镜。另外,隐形眼镜的功能方面也在快速发展。

7. 问:含水量越高的隐形眼镜越好吗?

专家:眼睛不干的人比较适合含水量高的隐形眼镜,如果是眼睛干的人应该使用含水量低的。因为含水量高的隐形眼镜本身并不产生水,是一种海绵状的高分子结构在吸收眼球里的水。

8. 问:孕妇能戴隐形眼镜吗?

专家:孕妇是不能戴隐形眼镜的,因为怀孕后体内激素变化很大,角膜水肿后曲率就会发生变化,会出现视物模糊的感觉,镜片在表面的吸附作用也会减弱,容易脱落。

9. 问:隐形眼镜是否可以矫正散光?

专家:现在已经有了矫正散光的隐形眼镜。隐形眼镜主要矫正屈光不正,从眼科的角度来讲,近视、远视、散光都叫做屈光不正。有屈光不正的人都可以佩戴隐形眼镜,还有从医疗角度来讲需要佩戴的。

10. 问:佩制隐形眼镜前需要做哪些检查?

专家:隐形眼镜的佩制比框架眼镜精细,属于一种医疗行为,而不是一种纯粹的商业行为。我们遇到的病人往往都是佩戴隐形眼镜出了问题后找到我们。佩戴隐形眼镜之前应该进行一系列的眼科检查,诸如验光、眼科疾病等的检查。

第五节　滴眼药水的注意事项

1. 指导患者查看药瓶标签,确定眼药的品种、浓度及有效期,并对光检查药液有无絮状物、沉淀物或颜色改变。如发现药液变质则不可再使用,否则会对眼睛产生明显的刺激,甚至造成病情恶化。

2. 切忌将眼药水与其他外用药水混放在一起,以免造成误用。

3. 点散瞳药时,必须用棉球压迫泪囊处,以减少药液流入鼻腔

第九章　预防

175

被黏膜吸收引起中毒反应。

4. 如果每次需要点 2 种或 2 种以上的眼药时,2 种眼药之间应该间隔 5 分钟以上,否则会因药液之间的相互稀释和相互影响而减弱药效。

5. 如果眼药是混悬液,点眼药前需先摇匀。

6. 若双眼用药,先滴健眼,后滴患眼。

7. 使用滴眼液的顺序依次为水溶性、悬浊性、油性。先滴刺激性弱的药物,再滴刺激性强的药物。

第六节　眼科手术患者健康教育

一、术前护理指导

1. 心理护理　根据病情及拟行手术向患者及家属介绍手术的目的、方法和术前、中、后的注意事项及预后的一般情况,以消除患者对手术的恐惧和顾虑,取得患者的理解、支持和配合。对有顾虑和思想过于紧张的患者应耐心解释、开导。

2. 饮食指导

(1) 指导患者进食高蛋白、高维生素、富含粗纤维、营养丰富的食物。注意饮食结构合理,保证充分的营养供给,以提高机体的抵抗力和组织修复能力,同时也能保持大便通畅,预防便秘。

(2) 表面麻醉、局部麻醉手术当天早晨可进易消化、清淡饮食,不宜过饱,以免引起胃部不适导致术中呕吐。

(3) 全麻前 6 小时禁食,4 小时禁饮水。目的是防止术中食物反流进入气管,引起呛咳、窒息。

3. 呼吸道准备　指导患者戒烟,以免吸烟刺激呼吸道黏膜,增加分泌物,诱发咳嗽;避免受凉引起上呼吸道感染。如有咳嗽应遵医嘱使用止咳剂,并告诉患者术中突然咳嗽可能会出现严重后果,如眼内容物流出及器械刺伤眼睛等。同时教会患者有效止咳的方法,如张口呼吸或用舌尖顶向上腭。当术中、术后出现想咳嗽、打喷嚏等不适时,可采取上述方法分散注意力进行克制。

4. 眼部准备　术前 3 天起每日用抗生素眼药水滴术眼 4 次，预防手术感染；术前 3 天内练习眼球向上、下、左、右转动，以便提高术中、术后与医护人员的配合。视网膜脱离患者不宜转动眼球，以免脱离范围扩大；内眼手术术前剪去术眼睫毛，但对穿孔伤患者为避免对眼球施加压力，一般不剪睫毛；剪去睫毛后，嘱患者不要用手揉眼，以免睫毛根部擦伤角、结膜上皮；术日晨冲洗结膜囊（角膜穿孔者严禁冲洗），预防手术感染；内眼及泪囊手术患者术前常规冲洗泪道。

5. 并发症预防　需行全身麻醉的患者术前 3 天起练习床上小便，避免因手术后需要卧床休息。不习惯在床上小便引起尿潴留。由于术中患者绝大部分是神志清醒的，而眼科手术多是在显微镜下操作，手术视野较肉眼下相对小得多，因此要求患者术中不能随意移动头部，要保持头部水平位、眼球处于正常生理位置。告诉患者术中不能随意抬起双手污染手术区域，出现疼痛或其他不适时，可向手术医生反映，但不要在手术台上乱动或大声喊叫，以免引起眼压突然升高，眼球内容物脱出而影响手术的顺利进行。

6. 全身准备指导　根据手术医师及麻醉师的要求，协助患者完成必要的检查、检验。术前 1～2 天做好全身清洁，包括洗头、理发、洗澡、剪指甲等。

二、术后护理指导

1. 心理护理　手术后患者迫切希望能取得良好的效果、视力能明显提高，但有一些手术本身并不能提高视力或不能立即提高视力，此时患者多会有不同程度的失落、悲伤。而不同患者之间的心理活动有较大的差异，需要护士抓住他们的主要心理问题，采取相应的护理措施，及时帮助患者调整心理状态。

2. 饮食护理　术后当日进半流质饮食，以后无特殊可以进高蛋白、高维生素、易消化清淡食物，以提高机体抵抗力、促进伤口愈合；多食含粗纤维多的新鲜蔬菜、水果，以保持大便通畅，防止便秘；避免食过硬、咀嚼费力的食品，以免用力咀嚼造成切口裂开、出血等并发症；避免进食辛辣刺激性食物，如辣椒、葱、大蒜等；术后眼压增高的患者应嘱其饮水不宜过多,每次饮水应少于 200 ml,可以分次饮用,但每日饮水总量不宜超过 1 500 ml,也不要一次性进食太多含水丰富的水果、蔬菜、粥类等,以免引起眼压升高。

3. 体位指导

(1) 全身麻醉的患者术后去枕平卧 4 小时,待生命体征平稳后可床上活动或下床上厕所。嘱患者手术当天尽量多卧床休息。术后可平卧也可侧卧,以舒适、不压迫眼部为宜。

(2) 眼科术后常用体位

①平卧位:常用于白内障人工晶体植入后、角膜移植术术后及青光眼等眼科手术后,以减少头部活动、固定眼球,有利手术预后;青光眼患者取头稍高平卧位,告知患者使用稍柔的枕头,避免硬枕头阻断眼内引流从而导致眼内压增高,同时也应避免支撑前额、低头弯腰、手抱头俯在床上等不利降低眼压的体位。

②半卧位:多用于手术后的前房出血、视网膜下方脱离患者、慢性泪囊炎行鼻腔泪囊吻合术后、眼科病患伴有慢支、肺气肿、心功能不全及年老体弱者。前房出血的患者应绝对半卧位,使前房内的血积于下部,防止血液沉积于瞳孔区,导致角膜血染或瞳孔粘连。慢性泪囊炎行鼻腔泪囊吻合术后取半卧位有利术中伤口渗液的引流,促进伤口愈合,一般术后半卧位 24 小时。

③俯卧位:常用于视网膜脱离行玻璃体腔硅油或气体填充术后及玻璃体切除(术中注气术)的患者。利用比水轻的硅油或气体向上顶压的作用使脱离的视网膜复位。这些气体有从预期的位置上移开的可能,会阻塞房水外流的通道,引起眼压升高。而采用俯卧位可使空气或其他气体挪离外流通道,以缓解眼压的增高,防止术后并发青光眼。此外,俯卧位可使气泡远离晶状体后囊,以免引起白内障的发生或加重。

④侧卧位:视网膜脱离裂孔位于鼻侧或颞侧时应采取相应的侧卧位(朝裂孔侧卧位)。眼科感染性的疾病为了防止交叉感染通常取患侧卧位。

4. 眼部护理指导 嘱患者不要用力挤眼,不要揉眼,避免剧烈咳嗽及用力大小便,以免眼部切口裂开及术眼出血;观察术眼疼痛情况,若出现术眼胀痛伴头痛、恶心、呕吐及其他情况及时报告医师,以便检查是否发生感染或眼压升高等并发症;观察术眼敷料有无松脱、移位,伤口有无渗血、渗液,嘱患者不要弄湿、污染或自行拆下敷料;术后滴眼药时避免压迫眼球,教会患者正确滴眼药及保存眼药的方法。

第七节　结膜炎患者健康教育

一、病因

最常见的是微生物感染,包括细菌、病毒、衣原体,偶见真菌和寄生虫感染。物理性刺激(如风沙、烟尘、紫外线等)和化学性损伤(如药品、酸碱或有毒气体等)也可引起结膜炎。

二、临床表现

1. 自觉症状　常有眼部的异物感、烧灼感、发痒和流泪等。当角膜受累时,可出现疼痛和畏光。

2. 体征　结膜充血和水肿、分泌物增多,某些结膜炎还会有结膜下出血、乳头增生、滤泡形成、膜或假膜形成,病毒性结膜炎患者还伴有耳前淋巴结肿大和压痛。

三、住院健康指导

1. 心理指导　结膜炎患者因其眼部刺激症状明显、结膜充血、分泌物增多等影响外观,多较为焦虑。护士要针对患者不同的心理特点分别进行疏导,缓解患者的焦虑情绪。由于某些结膜炎具有传染性,要向患者讲解实行隔离治疗的目的及重要性,解除患者的疑惑。

2. 饮食指导　告知患者进食高蛋白、高热量、高维生素的饮食。忌食辛辣刺激性食物、戒烟戒酒。

3. 用药指导

(1)局部治疗:告知微生物性结膜炎者,医生会根据致病微生物选用敏感的抗生素或抗病毒药。必要时,需行病原体培养和药敏试验结果以便选择用药。指导患者急性期应频繁点眼,1～2 小时一次,病情好转后,可减少滴眼次数。告知患者睡前涂抹抗生素眼膏,可在夜间持续发挥治疗作用。

（2）全身治疗：向患者讲解一般结膜炎不需要全身治疗,但某些特殊的结膜炎则需要全身用药,以能有效控制炎症和减少并发症。如淋球菌性结膜炎需要肌内注射或静脉注射青霉素或头孢类药物,过敏者可用喹诺酮类药物；衣原体性结膜炎可使用口服四环素或红霉素；急性期或严重的沙眼也要全身应用抗生素治疗,一般口服四环素,也可口服红霉素或螺旋霉素。

4. 疾病指导

（1）告知病毒性结膜炎患者可局部进行冷敷,以减轻充血和疼痛。指导患者可用干净毛巾以冰凉水浸湿拧干后置于眼部,注意冷敷时要闭紧眼睛,不要让水流入。也可用干毛巾裹住冰块袋置于眼部,但要注意不要压迫眼球引起不适。

（2）告知患者分泌物较多时,可用无刺激性的冲洗液（生理盐水或 3％硼酸溶液）冲洗,每日 1～2 次,以清除结膜囊内的分泌物。淋球菌性结膜炎可用 5 000 U/ml 的青霉素液冲洗。冲洗结膜囊时,嘱患者闭紧健眼,防止冲洗液溅入健眼,引起交叉感染。

5. 并发症及后遗症治疗指导　告知患者如倒睫者可行电解睫毛术；睑内翻者需行睑内翻矫正术；睑球粘连者需行角膜缘移植或羊膜移植等。向患者讲解手术的目的、方法,使患者缓解紧张情绪,积极配合治疗。

四、出院健康指导

1. 告知患者需要养成良好的个人卫生习惯,勤洗手、不要用脏手或脏手帕擦眼,洗浴用品专用,并经常晾晒或煮沸消毒,防止交叉感染。

2. 向患者及家属讲解该病的防治知识,指导其做好消毒隔离,预防交叉感染。

3. 急性期患者,嘱其不要上公共场所,应进行隔离,以免传染给他人。

4. 告知患者用药的目的、副作用及遵医嘱按时用药的重要性。

5. 教会患者及家属正确点眼药及保存眼药的方法,嘱患者眼药应实行一人一眼一药,防止两眼之间再感染,要求其能正确复述、正确操作。

第八节　翼状胬肉患者健康教育

翼状胬肉是眼科常见病和多发病,是由于外界刺激而引起睑裂区肥厚的球结膜及其下的纤维血管组织向角膜侵入的一种慢性炎症性病变,单眼或双眼受犯,形状酷似昆虫的翅膀。

一、病因

1. 身体因素　遗传、营养缺乏、泪液分泌不足、过敏反应及解剖因素等。

2. 环境因素　外界刺激如眼部长期受到风沙、烟尘、热、日光、花粉等过度刺激使角膜缘部结膜血管或结膜上皮组织发生非感染性慢性炎症,组织增生、纤维母细胞增殖、淋巴细胞和浆细胞浸润,从而形成翼状胬肉。

二、临床表现

1. 多无自觉症状或仅有轻度不适,在胬肉伸展至角膜时可由于牵拉产生散光;胬肉深入角膜表面遮挡瞳孔可造成视力障碍;严重时可影响眼球运动。

2. 单侧胬肉多见于鼻侧,双侧胬肉分别在角膜的鼻、颞两侧。初期角膜缘发生灰色浑浊,球结膜充血、肥厚,以后发展为三角形的血管性组织。

三、住院健康指导

术前、术后宣教同"眼科术前、术后护理指导"。

四、出院健康指导

1. 告知患者用药目的、副作用及遵医嘱按时用药的重要性。

2. 教会患者及家属正确点眼药前应洗净双手再点眼药,要求其正确复述、正确操作。

3. 嘱患者注意用眼卫生,不要用脏手或脏手帕揉眼,保持居住环境清洁干净,外出时佩戴防风尘及防紫外线的眼镜,避免风尘、阳光刺激。

4. 指导患者保持生活作息规律,出院后注意少食辛辣刺激性食物,戒烟、戒酒。

5. 告知患者翼状胬肉切除术后仍可能复发,应按时门诊复查。如出现眼睛突然红肿、眼痛眼胀、分泌物增多等症状时应随时门诊复查。

第九节 角膜病患者健康教育

角膜位于眼球前部,和巩膜一起构成眼球的外壁,表面光滑、透明、无血管,具有丰富的感觉神经末梢。在用眼时角膜都暴露在外,故容易遭受损伤和感染。角膜病是目前我国主要致盲眼病之一,在防盲工作中占重要地位,常见的疾病有炎症、外伤、变性、营养不良、先天异常,其中最常见的为炎症。

一、病因

1. 角膜炎症多由细菌、真菌、病毒、衣原体、棘阿米巴、梅毒螺旋体等病原体引起,也可因全身病或邻近组织的炎症累及角膜而引起。

2. 角膜营养不良是由维生素 A 缺乏所致,常发生于婴幼儿。多见于营养不良,以及不正当的忌口、喂养不当、慢性腹泻及其他消耗性疾病。

3. 角膜变性是因某些疾病而引起的各种继发性的组织改变,常见的有角膜老年环、带状角膜病变、边性角膜变性。

4. 角膜先天异常为基因异常而致,常为常染色体显性遗传,常见的有同锥角膜、大角膜、小角膜。

二、临床表现

角膜炎症患者畏光、流泪、眼疼及视力下降、结膜充血、角膜浸润或有溃疡。其形态有点状、树枝状、匐行性、蚕食性及有卫星灶等表现。严重时可有虹膜反应。如不及时治疗可造成角膜穿孔,最终引起眼球萎缩或前黏性白斑、角膜葡萄肿、继发青光眼等。

角膜营养不良患儿多消瘦、精神萎靡、皮肤干燥、哭声嘶哑,早期结膜失去光泽,内、外眦球结膜上出现三角形银白色泡沫状干燥斑,严重的角膜上皮干燥逐渐形成灰白色混浊、上皮脱落、基质溶解坏死,如合并感染造成角膜穿孔。

三、住院健康指导

(一)用药指导

1. 告知患者使用抗病毒及两性霉素等影响肝肾功能的药物时,需每周复查肝肾功能。

2. 告知患者有虹膜睫状体炎时,应用散瞳剂,点药后需压迫泪囊部 2~3 分钟,防止药液通过鼻黏膜吸收,引起不良反应。有穿孔危险的患者不宜散瞳。

(二)术前宣教

1. 术前准备指导　术前 1 小时滴用 2% 硝酸毛果芸香碱眼药水,10 分钟 1 次,共 3 次,目的是防止手术中损伤晶体;术前 30 分钟给予 20% 甘露醇液 250 ml 静脉快速输入,目的是降低眼压,防止术中眼内容物脱出。

2. 其余同"眼科术前护理指导"。

(三)术后宣教

1. 体位指导　告知有前房出血者取半卧位,使血液沉积于前房下部,防止其与角膜接触造成角膜血染。

2. 病情观察指导　告知患者如发现眼部突然剧痛、头痛、眼胀、畏光、流泪等,应立即报告医护人员,以便及时检查有无眼部感染、眼压高或排斥反应。

3. 其余同"眼科术后护理指导"。

四、出院健康指导

1. 告知患者用药的目的、副作用及遵医嘱按时用药的重要性。

2. 教会患者及家属正确点眼药及保存眼药的方法,点眼药前应先洗净双手再点眼药,要求其能正确复述、正确操作。

3. 嘱患者注意用眼卫生,不要用脏手或脏的手帕揉眼,保持居住环境清洁干净。洗浴用品单独使用,定时煮沸或晾晒消毒。

4. 告知患者多食富含维生素、胶原蛋白的食物,增强机体抵抗力。多食蔬菜水果,多饮水,保持大便通畅。出院后注意少食辛辣刺激性食物,戒烟、戒酒。

5. 指导患者保持生活作息规律,适当锻炼,避免长时间低头及俯卧,避免用力咳嗽。

6. 告知患者排斥反应多发生在术后 2 周到术后 2 年,术后 2 周开始按时点抗排斥眼药。

7. 告知患者术后复查的时间,如出现视力下降、眼部红肿、眼痛、畏光、流泪、植片混浊、水肿等症状,应随时就诊复查。

第十节　葡萄膜病患者健康教育

葡萄膜富含黑色素相关抗原,视网膜及晶状体也含有多种致葡萄膜炎活性的抗原,脉络膜血流丰富且缓慢,这些特点使葡萄膜易于受到自身免疫、感染、代谢、血源性、肿瘤等因素的影响。葡萄膜疾病是常见病,其中以炎症最为常见。葡萄膜炎按部位分为前葡萄膜炎、中间葡萄膜炎、后葡萄膜炎和全葡萄膜炎。

一、病因

常见的有感染因素、自身免疫因素、氧化损伤机制、花生四烯酸代谢产物的作用、免疫遗传机制等,都可引发葡萄膜炎。

二、临床表现

1. 前葡萄膜炎表现为眼痛、畏光、流泪、观物模糊、睫状充血或混合性充血、虹膜水肿或纹理不清、瞳孔缩小或瞳孔闭锁、晶状体改变等。

2. 中间葡萄膜炎轻者可无任何症状，重者可有飞蚊症、视物模糊、暂时性近视、玻璃体雪球状混浊、睫状体平坦部雪堤样改变等。

3. 后葡萄膜炎症状取决于炎症的类型、受累部位及严重程度，可有眼前黑影或暗点、闪光、视物模糊、视力下降等。体征可见玻璃体内炎症细胞和混浊、局灶性脉络膜视网膜浸润病灶、视网膜血管炎、黄斑水肿等。

4. 全葡萄膜炎是指整个葡萄膜的炎症，上述表现都可能出现。

三、住院健康指导

1. 心理指导　葡萄膜炎是一类非常复杂的疾病，发病机制复杂，治疗棘手，而且常伴有一身免疫性疾病，病情反复发作，多数患者情绪低落，甚至悲观。应多关心体贴患者，耐心细致地做好安慰解释工作，多给予鼓励，使患者克服悲观、焦虑的心理，树立信心，积极配合治疗。

2. 饮食指导　告知患者进食营养丰富、低盐、低脂、低胆固醇的饮食，多食新鲜水果、蔬菜等营养丰富的食物，少食海鲜等高蛋白食物，少吃煎、炸、辛辣等食物，戒烟、戒酒。

3. 用药指导

（1）散瞳治疗：用药前向患者解释散瞳的目的及副作用，告知患者点散瞳药后需用棉球压迫泪囊部 3～5 分钟，防止药物由鼻腔黏膜吸收引起全身中毒。

（2）非甾体抗炎药的应用：指导患者遵医嘱使用非甾体抗炎药局部点眼及口服，告知患者用药的目的，并说明一般副作用较小。

（3）糖皮质激素药的应用：指导患者遵医嘱使用糖皮质激素，向患者讲解给药途径主要有点眼药、眼周注射、全身应用、眼内应用。告知患者应在饭后服用本药，服药后要观察有无胃胀、胃痛等消化道症状。有消化道溃疡的患者需同时服用胃黏膜保护药。

（4）免疫抑制剂的应用：告知严重患者需加用免疫抑制剂，如环磷酰胺，指导患者宜空腹服用，用后应大量饮水，以减少副作用的发生。告知患者药物常见的副作用有厌食、恶心、呕吐、脱发等，出现这样症状时无需太紧张，一般停药后即会消失。向患者说明需定期化验肝肾功能、血常规、尿常规。

（5）生物制剂的应用：向患者说明生物制剂能减轻葡萄膜的炎症反应，其副作用主要有继发性感染、过敏反应等，告知患者服药期间要预防感冒，观察有无副作用的发生。

4. 疾病指导

（1）告知患者可行热敷、理疗，目的是扩张血管、促进血液循环、促进炎症吸收减轻疼痛反应。

（2）告知有炎症刺激症状严重者，可佩戴墨镜，减轻刺激。

（3）伴有全身症状者，应根据病因全身治疗。

四、出院健康指导

1. 告知患者积极参加体育锻炼，增强体质，预防感冒，减少葡萄膜炎的复发。

2. 向患者说明保持情绪稳定、心情舒畅，积极配合治疗，促进疾病的康复。

3. 嘱患者遵医嘱坚持用药，应用糖皮质激素治疗时，不能自行停药，应遵医嘱逐渐停药。用药期间要自我观察有无胃肠道的不适，宜低盐、高钾饮食，并适量限制水的摄入量。

4. 教会患者及家属正确点眼药及保存眼药的方法，要求其能正确复述、正确操作。

5. 告知患者注意用眼卫生，不要用脏手或脏的手帕揉眼，保持居住环境清洁干净。

6. 告知患者葡萄膜炎仍可能复发，需按时门诊复查，如有不适随时门诊复查。

第十一节　眼钝挫伤患者健康教育

一、病因

眼钝挫伤是由于钝力作用于眼部引起,常见的原因有拳击、冲撞、较大的飞溅物、头部外伤等。由于眼球是个不易压缩的球体,除在打击部位产生直接损伤外,钝力在眼内和球壁传递,也会引起多处间接损伤。

二、临床表现

1. 角膜挫伤　视力减退、疼痛、畏光、流泪、角膜基质层水肿、增厚、混浊、外力较大时可致角膜破裂,可有虹膜嵌顿或脱出于伤口,前房变浅或消失,瞳孔呈梨形。

2. 虹膜睫状体挫伤

(1) 外伤性虹膜及瞳孔异常:瞳孔缩小、瞳孔散大、视近困难、瞳孔括约肌断裂造成瞳孔的不规则裂口、虹膜根部离断。

(2) 外伤性虹膜睫状体炎:伤眼视力减退、畏光、睫状充血、虹膜水肿、纹理不清、房水混浊,有浮游细胞,角膜后出现色素性或灰白色沉着物。

(3) 前房角后退:多数可没有任何症状,只是在裂隙灯及前房角镜检查时发现前房角后退,少数患者可出现眼压升高,继发性青光眼。

(4) 前房积血:微量出血时可见房水中出现红细胞。出血较多时,血液积于前房的下部呈一水平面。当积血量大或出现继发性出血时,可引起继发性青光眼、角膜血染等严重并发症,损害视力。

(5) 外伤性低眼压:低眼压,严重者可出现低眼压引起的视力下降、视物变形、浅前房、视盘水肿、视网膜静脉扩张、黄斑水肿及星状皱褶等。

3. 晶状体挫伤　晶状体部分脱位或全部脱位,可引起继发性青光眼、视网膜脱离等并发症;挫伤性晶状体混浊。

4. 玻璃体积血　如果玻璃体积血量多时,视力也受到严重影响。玻璃体内的积血易使玻璃体变性、液化,引起继发性青光眼或发展为增生性视网膜脉络膜病变,造成视网膜脱离。

5. 脉络膜挫伤　脉络膜破裂和出血多见于后极部及视盘周围,裂口呈弧形,凹面对视盘。

6. 视网膜震荡　一过性视网膜水肿,呈白色,中心视力下降。部分患者水肿消退后视力恢复,部分出现黄斑部色素紊乱,中心视力明显减退,不能恢复。

7. 视网膜挫伤　视网膜外层组织变性、坏死,中心视力严重受损,多伴有视网膜出血或脉络膜破裂。

8. 视神经挫伤　伤后视力突然下降或完全丧失,眼球转动时疼痛明显。伤眼眼球轻度前突,瞳孔散大,直接对光反应迟钝或消失,间接对光反应存在。视盘周围水肿或凹陷,视网膜动脉苍白萎缩,1个月后可出现眼球塌陷。尚存部分视力者,视野检查存在中心暗点、环状暗点或管状视野。

9. 眼球破裂　眼压降低,角膜变形,眼球塌陷,前房变浅或消失,瞳孔变形,前房及玻璃体积血,球结膜下出血或血肿形成,眼球向破裂方向运动受限,视力极差,甚至无光感。

三、住院健康指导

1. 心理指导　眼外伤属于突然意外伤害,容易影响视功能和眼外形,患者面对突如其来的创伤打击,大多有程度不同的焦虑和悲观心理。对此应耐心向患者说明病情及治疗情况,给予心理支持,使之消除焦虑,保持良好心态,以配合治疗、检查和手术。

2. 疾病指导　告知有前房积血的患者,需取半卧位卧床休息,减少下床活动,并尽量减少眼球活动,使血液沉积于前房下方,不遮盖瞳孔。

3. 术前宣教　术前宣教同"眼科术前护理指导"。

4. 术后宣教

(1)病情观察指导　告知患者术后一般会有轻微的疼痛或不适,如果出现眼胀、眼部刺痛或剧烈疼痛,应立即通知医护人员,以排除眼压升高、眼内感染等并发症。

（2）其余同"眼科术后护理指导"。

四、出院健康指导

1. 告知患者用药的目的、副作用及遵医嘱按时用药的重要性。

2. 教会患者及家属正确点眼药及保存眼药的方法，要求其能正确复述、正确操作。

3. 嘱患者注意用眼卫生，不要用脏手或脏的手帕揉眼，保持居住环境清洁干净；术后注意劳逸结合，不可长时间读书、看报、看电视。

4. 告知患者保持生活作息规律，出院后注意少食辛辣刺激性食物，戒烟、戒酒。适当活动，避免剧烈运动，勿碰伤术眼。

5. 嘱患者按时门诊复查，如出现视力下降、眼红、眼痛时随时门诊复查。

第十二节　眼球穿通伤患者健康教育

眼球穿通伤是指锐器或高速飞行的金属碎片刺透眼球壁引起眼球的开放性损伤，伤眼的预后决定于损伤的程度和部位，有无感染或并发症，治疗是否及时、恰当。按发生部位分为角膜穿通伤、角巩膜穿通伤、巩膜穿通伤。

一、病因

眼球穿通伤是由于锐器的刺入、切割造成小球壁的全层裂开，伴或不伴有眼内损伤或组织脱出，以刀、针、剪刺伤等较常见。

二、临床表现

1. 角膜穿通伤　如伤口小或斜形伤口，可自行闭合，检查时仅见点状或线状混浊。伤口较大或伤口刺入较深时，常有虹膜组织嵌顿，前房消失，变浅或积血，同时可有瞳孔变形、晶状体混浊、眼内出血等。伤眼有视物不清及明显的疼痛、流泪等刺激症状。

2. 角巩膜穿通伤　可引起虹膜、睫状体、晶状体和玻璃体的损伤、脱出和眼内出血。伤眼可有明显的疼痛和刺激症状,对视力有明显的影响。

3. 巩膜穿通伤　小的伤口因结膜覆盖容易被忽略,穿孔处仅见结膜下出血。大的伤口伴有脉络膜、玻璃体和视网膜损伤及玻璃体积血,前房深,结膜水肿明显,眼压低,葡萄膜、视网膜、玻璃体等组织可能脱出于巩膜伤口或结膜下,预后较差。常见的症状有伤眼疼痛、红肿及视力下降。如果伤及黄斑部,可造成中心视力严重受损或丧失。

4. 眼球穿通伤　同时有两个伤口,一般一个在前,一个在后面,前面的伤口因位置表浅容易发现,而后面的伤口较为隐蔽,往往易被忽略,伤眼疼痛、红肿及视力下降。

三、住院健康指导

1. 疾病指导

(1) 告知患者进入眼内的异物如是铁质、铜质,应及早手术去除,避免异物的进一步物理和化学损伤。

(2) 告知患者眼球穿通伤引起的玻璃体积血、视网膜脱离、眼内异物等一般需行二期玻璃体手术,手术时机宜在伤后 10～14 天。此时急性炎症反应已趋稳定、出血静止,大多数可发生玻璃体后脱离,可行玻璃体切除术,使手术更安全。

2. 手术前、后宣教同"眼钝挫伤"。

四、出院健康指导

出院健康指导同"眼挫伤"。

第十三节　食疗方

1. 百合红枣粥　百合 10 g,山药 15 g,薏仁 20 g,红枣(去核) 10 个。将上述材料洗净,共同煮粥食用。

功效:百合滋阴降火;山药滋肾润肺;薏仁利湿健脾、清热排脓;红枣素有天然维生素丸之称,不但富含维生素 C,也含有大量的维生素 A。此粥不但防治干眼效果好,而且还用于明目。

2. 菊杞茶　菊花茶中加入枸杞浸泡十分钟左右服用。

功效:《本草纲目》中记载菊花"性甘、味寒,具有散风热、平肝明目之功效"。现代药理分析表明,菊花里含有丰富的维生素 A,是维护眼睛健康的重要物质。菊花茶能让人头脑清醒、双目明亮,特别对肝火旺、用眼过度导致的双眼干涩有较好的疗效。需要注意的是,菊花性凉,虚寒体质,平时怕冷,易手脚发凉的人不宜经常饮用。

3. 核桃仁　每晚嚼食两个,可缓解症状。

功效:核桃仁富含脂肪油、维生素 A、维生素 B_1、维生素 B_2、维生素 C、维生素 E 等营养成分,有补肾固精,滋肝明目的功效。

4. 枸杞子　每日 15 g,洗净后嚼服或煮水服。

功效:枸杞子养阴明目,能促进修复病变的角膜,提高机体抗病能力。

5. 菠菜护眼汤　猪肝 60 g,菠菜 130 g,食盐、香油各少许,清高汤 1 L。故纸、谷精、甘杞、川芎各 15 g。将四味中药材洗净加水 1 000 ml,煎煮约 20 分钟,滤渣留汤备用。猪肝去筋膜洗净后切薄片,菠菜洗净后切成小段备用。先用少量油爆香葱花,加入中药汁、猪肝、菠菜,煮开后放入适量食盐,搅匀后起锅加入少许香油即可食用。

功效:补肝养血、明目润燥。常食可改善视力,并可治疗小儿夜盲症、贫血症,均有良好的补益作用。

6. 决明子茶　材料:决明子 10 g,菊花 5 g、山楂 15 g。决明子略捣碎后,加入菊花、山楂,以沸水冲洗,加盖焖约 30 分钟,即可饮用。

功效:决明子、菊花皆有清肝明目之功效,主治头部晕眩,目昏干涩,视力减退。

7. 润泽明眸茶　材料:黄芪 5 钱、丹参 3 钱、当归 3 钱、川芎 3 钱、麦冬 2 钱、合欢皮 1 钱、柴胡 1 钱、葛根 1 钱、密蒙花 1 钱、甘草 5 片。做法:药材洗净后先加水盖过药材浸泡 30 分钟。之后再倒入 2 000 ml 的水,水滚后转文火煮 20 分钟即可。滤去药材,取汁于一天内慢慢喝完即可。

功效:黄芪补气,丹参活血,当归补血等,能加强眼部的气血循环,改善眼部干涩的状况。

附录

附录一：眼科检查的正常值

1. 眼球　前后径 24 mm,垂直径 23 mm,水平径 23.5 mm。

前内轴长(角膜内面~视网膜内面)22.12 mm,容积 6.5 ml,重量 7 g。

突出度 12~14 mm,两眼相差不超过 2 mm。

2. 睑裂　平视时高 8 mm,上睑遮盖角膜 1~2 mm,长 26~30 mm。

内睑间距 30~35 mm,平均 34 mm。

外睑间距 88~92 mm,平均 90 mm。

睑板中央部宽度　上睑 6~9 mm,下睑 5 mm。

3. 睫毛　上睑 100~150 根,下睑 50~75 根。平视时倾斜度分别 110°~130°,100°~120°,寿命 3~5 个月。拔落后 1 周生长 1~2 mm,10 周可达正常长度。

4. 结膜　结膜囊深度(睑缘至穹隆部深处)上方20 mm,下方 10 mm。

穹隆结膜与角膜距离上下方均为 8~10 mm,颞侧14 mm,鼻侧 7 mm。

5. 泪器

泪小点　直径 0.2~0.3 mm,距内眦 6~6.5 mm。

泪小管　直径 0.5~0.8 mm,垂直部 1~2 mm,水平部 8 mm。

直径可扩张 3 倍。

泪囊　长 10 mm,宽 3 mm。

鼻泪管　全长 18 mm,下口位于下鼻甲前端之后 16 mm。

泪囊窝　长 17.86 mm,宽 8.01 mm。

泪腺　眶部 20 mm×11 mm×5 mm,重 0.75 g。

睑部 15 mm×7 mm×3 mm,重 0.2 g。

6. 泪液　正常清醒状态下,每分钟分泌 0.9~2.2 μl。

每眼泪液量 7~12 μl。

比重 1.008,pH 7.35,屈光指数 1.336。

渗透压 295~309 mOms/L,平均 305 mOms/L。

7. 眼眶　深 40~50 mm,容积 25~28 ml。

视神经孔直径 4~6 mm,视神经管长 4~9 mm。

8. 眼外肌肌腱肌宽度　内直肌 10.3 mm,外直肌 9.2 mm,上直肌 10.8 mm,下直肌 9.8 mm,上斜肌 9.4 mm,下斜肌 9.4 mm。

9. 直肌止点距角膜缘　内直肌 5.5 mm,下直肌 6.5 mm,外直肌

6.9 mm,上直肌 7.7 mm。

10. 锯齿缘距角膜缘 7~8 mm。

11. 赤道部距角膜缘 14.5 mm。

12. 黄斑部距下斜肌最短距离(下斜肌止端鼻侧缘内上)2.2 mm,距赤道 18~22 mm。

13. 角膜 横径 11.5~12 mm,垂直径 10.5~11 mm。

厚度 中央部 0.5~0.55 mm,周边部 1 mm。

曲率半径 前面 7.8 mm,后面 6.8 mm。

屈光力 前面+48.83D,后面-5.88D,总屈光力+43D。

屈光指数 1.337。

内皮细胞数 2 899±410/mm²。

14. 角膜缘 宽 1.5~2 mm。

15. 巩膜 厚度 眼外肌附着处 0.3 mm,赤部 0.4~0.6 mm,视神经周围 1.0 mm。

16. 瞳孔 直径 2.5~4 mm(双眼差<0.25 mm)。

瞳距 男 60.9 mm,女 58.3 mm。

17. 前房 中央深度 2.5~3 mm。

18. 房水 容积 0.15~0.3 ml,前房 0.2 ml,后房 0.06 ml。

比重 1.006,pH 7.5~7.6。

屈光指数 1.333 6~1.336。

生成速率(2~3) μl/min。

氧分压 55 mmHg,二氧化碳分压 40~60 mmHg。

19. 睫状体 宽度 6~7 mm。

20. 晶状体 直径 9 mm,厚度 4 mm,体积 0.2 ml。

曲率半径 前面 10 mm,后面 6 mm。

屈光指数 1.437。

屈光力 前面+7D,后面+11.66D,总屈光力+19D。

21. 玻璃体 容积 4.5 ml,屈光指数 1.336。

22. 脉络膜 平均厚度 约 0.25 mm,脉络膜上腔间隙 10~35 μm。

23. 视网膜

视盘 直径 1.5×1.75 mm。

黄斑 直径 2 mm,中心凹位于视乳头颞侧缘 3 mm,视盘中心水平线下 0.8 mm。

视网膜动脉直径比例 动脉:静脉=2:3。

视网膜中央动脉 收缩压 60~75 mmHg,舒张压 36~45 mmHg。

24. 视神经 全长 40 mm(眼内段 1 mm,眶内段 25～30 mm,管内段 6～10 mm,颅内段 10 mm)。

25. 视功能检查

(1) 视野:用直径为 3 mm 的白色视标,检查周边视野。

正常:颞侧 90°,鼻侧 60°,上方 55°,下方 70°。

用蓝、红、绿色视标检查,周边视野依次递减 10°左右。

(2) 立体视觉:立体视敏度<60 弧秒。

(3) 对比敏感度:函数曲线呈倒"U"型,也称为山型或钟型。

26. 泪液检查

(1) 泪膜:厚度 7 μm,总量 7.4 μl,更新速度 12％～16％/min,pH6.5～7.6,渗压 296～308 mOsm/L。

(2) 泪膜破裂时间:10～45 s;<10 s 为泪膜不稳定。

(3) Schirmer 试验:正常值 10～45 mm/5 min;<10 mm/5 min为低分泌,<5 mm/5 min 为干眼。

27. 眼压和青光眼的有关数据

平均值 10～21 mmHg;病理值>21 mmHg。

双眼差异不应大于 5 mmHg。

24 小时波动范围不应大于 8 mmHg。

28. 房水流畅系数(C) 正常值 0.19～0.65 μl/(min·mmHg)。

病理值<0.12 μl/(min·mmHg)。

29. 房水流量(F) 正常值1.84±0.05 μl/min,>4.5 μl/min 为分泌过高。

30. 压畅比(P/C) 正常值≤100。

病理值≥120。

31. 巩膜硬度(E) 正常值0.021 5。

32. C/D 比值 正常<0.3,两眼相差<0.2,>0.6 为异常。

33. 饮水试验 饮水前后相差 正常值<5 mmHg。

病理值>8 mmHg。

34. 暗室试验 试验前后眼压相差 正常值<5 mmHg。

病理值>8 mmHg。

35. 暗室加俯卧试验 试验前后眼压相差 正常值≤5 mmHg。

病理值>8 mmHg。

36. 眼底荧光血管造影 臂-脉络膜循环时间平均 8.4 s。

臂-视网膜循环时间为 7～12 s。

整理自:http://wenku.baidu.com/view/bbfa683783c4bb4cf7ecd15c.html

附录二：干眼临床诊疗专家共识（2013年）

中华医学会眼科学分会角膜病学组

干眼已成为影响人们生活质量的一类常见的重要眼表疾病。近年来干眼在我国的发病临床逐渐上升，但其诊疗规范尚未建立，各级眼科医师对于干眼的认识及诊疗水平存在较大差异，这为临床实际工作带来一定困难。为了进一步规范我国干眼临床工作，提高干眼诊治水平，急需针对目前存在的许多干眼临床问题，建立我国干眼临床诊疗规范。

一、干眼的定义

干眼是由于泪液的量或质或流体动力学异常引起的泪膜不稳定和（或）眼表损害，从而导致眼不适症状及视功能障碍的一类疾病。我国临床出现的各种名称（如干眼、干眼病及干眼综合征等）均统一称为干眼。

二、干眼的流行病学及危险因素

目前世界范围内干眼发病率在5.5%～33.7%不等，其中女性高于男性，老年人高于青年人，亚洲人高于其他人种。根据我国现有的流行学研究显示，干眼在我国的发病率与亚洲其他国家类似，较美国及欧洲高，其发生率在21%～30%。其危险因素主要有：老龄、女性、高海拔、糖尿病、翼状胬肉、空气污染、眼药水滥用、使用视屏终端、角膜屈光手术、过敏性眼病和部分全身性疾病等。

三、干眼的分类

国际上尚无统一的干眼分类标准，目前存在多种分类方法。干眼发病机制的复杂性是目前分类尚不完善的重要原因。参考目前的分类方法，对我国现有基于眼表泪膜结构与功能的干眼分类标准进行了改进，同时基于 Delohi 小组报告提出了我国干眼的严重程度的分类标准。

1. 干眼的分类　（1）水液缺乏型干眼：水液性泪液生成不足和（或）质的异常而引起，如 Siögren 综合征和许多全身性因素引起的干眼；（2）蒸发过强

196

型干眼：由于脂质层质或量的异常而引起，如睑板腺功能障碍、睑缘炎、视屏终端综合征、眼睑缺损或异常引起蒸发增加等；（3）黏蛋白缺乏型干眼：为眼表上皮细胞受损而引起，如药物毒性、化学伤、热烧伤对眼表的损害及角膜缘功能障碍等；（4）泪液动力学异常型干眼：由泪液的动力学异常引起，如瞬目异常、泪液排出延缓、结膜松弛等；（5）混合型干眼：是临床上最常见的干眼类型，为以上两种或两种以上原因所引起的干眼。

混合型干眼是临床上的主要类型，即使患者是由单一因素引起的单一类型干眼，如治疗不及时或治疗效果不佳也将最后发展为混合型干眼。

2. 干眼严重分类　轻度：轻度主观症状而无裂隙灯显微镜下可见的眼表面损害体征；中度：中重度主观症状同时有裂隙灯显微镜下的眼表面损害体征，但经过治疗后体征可消失；重度：中重度主观症状及裂隙灯显微镜下的眼表面损害体征，治疗后体征不能完全消失。

四、干眼的检查和诊断

（一）干眼的检查

1. 病史询问　包括患者全身与眼部疾病史、手术史、全身及眼部药物治疗史、角膜接触镜配戴情况和患者的生活工作情况、加重因素及诱因等。

2. 症状询问　干眼常见症状有眼部干涩感、烧灼感、异物感、针刺感、眼痒、畏光、眼红、视物模糊、视力波动等。需要询问患者有何种症状及症状的严重程度、症状出现的时间及持续时间，还要同时询问起病过程、症状发生或加重诱因和缓解条件以及全身与局部伴随症状等。

3. 临床检查　（1）裂隙灯显微镜检查：包括眼睑、睑缘及睑板腺改变、泪河高度、结膜和角膜改变等。（2）泪河高度：泪河高度是初步判断泪液分泌量的指标。在荧光素染色后，裂隙灯显微镜下投射在角结膜表面的光带和下睑睑缘光带的交界处的泪液液平。正常泪河切面为凸形，高度为 0.3～0.5 mm。（3）泪膜破裂时间（BUT）：反映泪膜的稳定性。下睑结膜滴入 5～10 μl 荧光素钠或使用商品化荧光素试纸条，患者眨眼 3 或 4 次，自最后 1 次瞬目后自然平视睁眼至角膜出现第 1 个黑斑的时间计算，正常 BUT＞10 s。（4）眼表面活体细胞染色：①荧光素染色：观察患者角膜上皮是否染色，染色阳性提示角膜上皮细胞的完整性破坏。使用荧光素试纸条，钴蓝滤光片下观察。荧光素染色评分采用 12 分法：将角膜分为 4 个象限，每个象限 0～3 分，无染色为 0 分，1～30 个点状着色为 1 分，＞30 个点状着色但染色为融合为 2 分，3 分为出现角膜点状着色融合、丝状物及溃疡等。②虎红染色：染色阳性反应死亡或退化的角结膜上皮细胞,或没有被正常黏蛋白层覆盖的健康上皮细胞。检查方法同荧光素试纸条法。虎红染色评分采用 9 分法,将眼表面分为鼻侧睑裂部球结膜、颞侧睑裂球结膜及角膜 3 个区域,每一区域的染色程度分 0~3 分,0 分为无染色,1 分为少量散在点状染色,2 分为较多点状染色但未融合成片,3 分为出现片状染色。③丽丝胺绿染色:染色阳性同虎红染色,染色评分与虎红染色相同。(5) 泪液分泌试验(Schirmer's test):分为 Schirmer I 和 Schirmer II 试验,又可分为是否使用表面麻醉。较常采用的为不使用表面麻醉时进行的 Schirmer I 试验,检测的是反射性泪液分泌情况,使用表面麻醉时检测的则是基础泪液分泌情况。Schirmer 试验应在安静和暗光环境下进行。Schirmer I 试验的方法为将试纸置入被测眼下结膜囊的中外 1/3 交界处,嘱患者向下看或轻轻闭眼,5 min 后取出滤纸,测量湿长。Schirmer II 试验方法为将试纸置入被测眼下结膜囊的中外 1/3 交界处,嘱患者向下看或轻轻闭眼,用棉棒刺激鼻黏膜 5 min 后取出滤纸,测量湿长。使用表面麻醉时进行 Schirmer II 试验可帮助鉴别 Siögren 综合征患者,其因鼻黏膜刺激引起的反射性泪液分泌显著减少。无表面麻醉的 Schirmer I 试验正常>10 mm/5 min,表面麻醉的 Schirmer I 试验正常>5 mm/5 min。

4. 辅助检查 辅助检查主要包括泪膜镜检查、角膜地形图检查、共焦显微镜检查、泪液乳铁蛋白含量测定、泪液渗透压测定、印迹细胞学检查、睑板腺成像检查、前节 OCT 检查、泪液清除率试验、泪液蕨样便试验及血清学检查等。(1) 泪膜镜或泪膜干涉成像仪:通过观察泪膜干涉图像,可对连续眨眼过程中泪膜厚度、泪膜分布情况进行动态记录,并对泪膜的稳定性进行分级评价,还可了解泪膜的脂质层分布。(2) 角膜地形图检查:了解泪膜分布的规则性。干眼患者角膜地形表面规则性指数 SRI 和表面不对称指数 SAI 增高。泪膜像差分析可帮助分析泪膜动力学特性和解释泪膜稳定性与像差及视觉质量的关系。(3) 共聚焦显微镜检查:利用共聚焦显微镜无创和高分辨率的特点可对干眼患者的角结膜组织在细胞水平进行活体形态学的观察和研究,连续观察包括角结膜上皮、基质层和内皮层等,揭示干眼的病理变化,对于干眼有一定诊断意义。(4) 泪液乳铁蛋白含量测定:泪液中乳铁蛋白值随病程进展而持续下降,可反映泪液分泌功能,能帮助诊断干眼及观察病情变化。(5) 泪液渗透压测定:利用渗透压测量仪可检测泪液的渗透压,能帮助诊断干眼。(6) 印迹细胞学检查:干眼患者可出现表面损害的征象,如结膜杯状细胞密度降低,核浆比增大,鳞状上皮化生,角膜上皮结膜化等。(7) 睑板腺成像检查:通过红外线睑板腺观察仪可透视睑板腺的形态,观察睑板腺有无缺失,是观察睑板腺形态学改变的客观检查方法。(8) 其他:包括泪液清除率试验、泪液蕨样变试验、泪腺或口唇黏膜活检、泪液溶菌酶测定、前节 OCT 检查和血清学检查等。

5. 干眼临床检查顺序　病史询问→症状询问→裂隙灯显微镜检查→BUT→荧光素染色→泪液分泌试验→睑板腺形态和功能检查→其他所需辅助检查。

（二）干眼的诊断

干眼的诊断应包括以下内容：(1) 是否干眼；(2) 干眼的病因和分类诊断；(3) 干眼的严重程度。

1. 干眼的诊断标准　干眼的诊断目前尚无国际公认的统一标准，结合其他国家及我国学者提出的标准，角膜病学组提出目前我国的干眼诊断标准：(1) 有干燥感、异物感、烧灼感、疲劳感、不适感、视力波动等主观症状之一和 BUT$\leqslant$5 s 或 Schirmer Ⅰ 试验（无表面麻醉）$\leqslant$5 mm/5 min 可诊断干眼。(2) 有干燥感、异物感、烧灼感、疲劳感、不适感、视力波动等主观症状之一和 5 s$<$BUT$\leqslant$10 s 或 5 mm/5 min$<$Schirmer Ⅰ 试验结果（无表面麻醉）$\leqslant$10 mm/5 min 时，同时有角结膜荧光素染色阳性可诊断干眼。

2. 干眼严重程度诊断标准　轻度：轻度主观症状，无角结膜荧光素染色；中度：中重度主观症状，有角结膜荧光素染色，但经过治疗后体征可消失；重度：中重度主观症状，角结膜荧光素染色明显，治疗后体征不能完全消失。

五、干眼的治疗

（一）治疗目标

干眼治疗的目标为环节眼不适症状和保护患者的视功能。轻度干眼患者主要是缓解眼部症状，而严重干眼患者则主要是保护患者的视功能。

（二）治疗方法

1. 去除病因，治疗原发病　引起干眼的病因十分复杂，如全身性疾病、药物、环境污染、眼局部炎症反应、眼睑位置异常及年龄等，可由单一原因或者多种原因引起。寻找原因，针对病因进行治疗是提高干眼治疗效果的关键。如由全身疾病引起者，应协同相应专科共同对原发病进行治疗；与生活和工作环境有关者，如长期在空调环境内工作、经常使用电脑或夜间驾车等，应积极改善工作和生活环境；应及时停用可引起干眼的药物及眼部化妆品。

2. 非药物治疗　(1) 患者指导：介绍干眼的基本医药常识，告知治疗的目标，讲解如何正确使用滴眼液和眼膏，对严重患者告知干眼的自然病程和慢性经过。(2)湿房镜及硅胶眼罩:通过提供密闭环境,减少眼表面的空气流动及泪液的蒸发,达到保存泪液的目的。湿房镜适用于干眼伴角膜损伤者,尤其是角膜表面有丝状物时,但使用时需要保持接触镜的湿润状态,也可选择高透氧的治疗性角膜接触镜。(4)泪道栓塞:对于单纯使用人工泪液难以缓解症状或者使用次数过频(每天4次以上)的干眼患者可考虑泪道栓塞,可以根据阻塞部位和医师的经验选择栓子的类型。(5)物理疗法:对干睑板腺功能障碍患者应进行眼睑清洁、热敷及睑板腺按摩。(6)心理干预:对出现心理问题的干眼患者进行积极沟通疏导,必要时与心理专科协助进行心理干预治疗。

3. 药物治疗 (1)人工泪液:人工泪液为治疗干眼的一线用药,润滑眼表面是人工泪液的最主要功能,同时它可以补充缺少的泪液,稀释眼表面的可溶性炎症介质,降低泪液渗透压并减少高渗透压引起的眼表面反应,一些人工泪液中含有的特殊添加成分可有其相应疗效。对于干眼的疑似病例,可以实验性应用一辅助诊断。人工泪液的选择:临床医师应根据干眼患者的类型、程度及经济条件等特点进行个体化选择。轻度干眼宜选择黏稠度低的人工泪液;对中重度干眼,伴蒸发过强者宜选择黏稠度高的人工泪液;对干眼表面炎症较重、泪液动力学异常患者优先选用不含防腐剂或防腐剂毒性较少的人工泪液;对干脂质层异常患者应优先选用含脂质类人工泪液;此外有些人工泪液中的某些特殊成分能促进杯状细胞数量或角膜上皮修复,或可逆转上皮细胞的鳞状化生,在选择时应综合考虑;若需长期或高频率使用(如每天6次以上)时,应选不含防腐剂或防腐剂毒性较少的人工泪液。(2)润滑膏剂(眼用凝胶、膏剂):眼用凝胶、膏剂在眼表面保持时间较长,但可使视力模糊,主要应用于重度干眼患者或在夜间应用。(3)局部抗炎及免疫抑制剂:干眼会引起眼表面上皮细胞的非感染性炎症反应。眼表面炎症反应与干眼患者症状的严重程度呈正相关。抗炎和免疫抑制治疗适用于有眼表面炎性反应的干眼患者。常用药物有糖皮质激素、非甾体类抗炎药及免疫抑制剂。可根据不同的干眼类型和疾病发展情况单独或者联合使用。①糖皮质激素:用于中重度干眼伴有眼部炎症反应的患者。使用原则为低浓度、短时间,一旦炎症反应控制即停止使用,可间断使用,但应注意糖皮质激素引起的并发症。点用次数及用药时间视干眼患者眼表面炎症反应的严重程度,每天1～4次,炎症反应减轻应及时减少用药次数及时间。②环孢素A:用于中重度干眼伴有眼部炎症反应的患者。③他克莫司:用于中重度干眼伴有眼部炎症反应的患者。④非甾体类抗炎药:用于轻中度干眼的抗炎治疗。对于有糖皮质激素并发症的高危干眼患者可优先选用。(4)自体血清:用于重度干眼合并角膜并发症及常规人工泪液无效的重症干眼患者。（5）其他：包括雄激素、促泪液分泌药物可用于干燥综合征的治疗，在临床上未广泛应用；重组人表皮生长因子和维生素 A 棕榈酸酯等可提高干眼患者结膜杯状细胞数量，四环素或强力霉素等可用于有感染的睑板腺功能障碍患者。

（三）不同类型干眼的治疗方案

1. 水液缺乏型干眼　补充人工泪液；泪道栓塞或湿房镜；局部非甾体激素、糖皮质激素或免疫抑制剂；刺激泪液分泌药物；自体血清的应用；相关全身疾病的治疗；手术治疗。

2. 蒸发过强型干眼　眼睑物理治疗；湿房镜；局部抗生素和（或）糖皮质激素眼液及眼膏；局部人工泪液及治疗脂溢性皮炎的药物；口服强力霉素或四环素。

3. 黏蛋白缺乏型干眼　不含防腐剂或防腐剂毒性较少的人工泪液；泪道栓塞；促进黏蛋白分泌及杯状细胞生长药物；局部非甾体激素、糖皮质激素或免疫抑制剂；手术治疗。

4. 泪液动力学异常型干眼　不含防腐剂或防腐剂毒性较少的人工泪液；局部非甾体激素、糖皮质激素或免疫抑制剂；治疗性角膜接触镜；手术治疗。

5. 混合型干眼　人工泪液；湿房镜或泪道栓塞；局部非甾体激素、糖皮质激素或免疫抑制剂；刺激泪液分泌药物；自体血清；相关全身疾病的治疗；手术治疗。

（四）不同严重程度干眼的治疗方案

1. 轻度干眼　教育及环境饮食改善；减少或停用有不良作用的全身或局部药物；眼睑物理治疗；人工泪液。

2. 中度干眼　在轻度干眼的基础上增加：湿房镜；局部抗炎治疗；泪道栓塞。

3. 重度干眼　在中度干眼的基础上增加：全身性抗炎药；口服刺激泪液分泌药物；自体血清；治疗性隐形眼镜；手术（永久性泪小点封闭、睑缘缝合术、眼睑手术、颌下腺移植手术等）。

附录三：欧洲严重干眼诊断共识

干眼是比较麻烦的眼病，因其多病因的本质，干眼病的临床和生物学特征往往不一致，有时甚至与患者症状相矛盾。目前尚无干眼严重程度的分级金标准，这会影响治疗的抉择及疾病进展与否的评估，尤其在临床试验严格要求的背景下该影响更为明显。

ODISSEY 欧洲共识小组由日常经常诊疗干眼的多国专家组成，小组会的目的是为干眼严重程度诊断寻找一种明了而实用的模式以更好地评估诊断疾病的严重程度，专家们评估了常用的 14 种干眼严重程度分级标准，小组一致同意基于症状的评估和角膜荧光素染色 2 项就足以诊断绝大多数严重干眼。当体征与症状不一致时，建议使用附加决定性标准进一步评估。

该综述总结 ODISSEY 欧洲共识小组推荐的干眼评估模式，该共识有利于体征、症状矛盾时干眼的诊断及严重程度的分级评估。

一、前言

干眼是一种常见的眼病，全球有 6% ～ 34% 人口罹患该病，其可显著降低病人的生活质量。

虽然干眼与干燥性角结膜炎并不严格一致（干眼可无角膜炎表现），但病理性干眼的干燥性角结膜炎在 70 年前就有报道，小组共识在借鉴 2007 年国际干眼工作站干眼定义、基于干眼与干燥性角结膜炎通用的基础上而达成共识。干眼：一种泪液、眼表的多因性疾病，常会引起眼部不适症状、视觉障碍、泪液不稳定，并可损伤眼表组织，常伴有泪液高渗透压、眼表炎症。

目前除严重者外，对干眼的有效治疗措施屈指可数。临床干眼新治疗措施的发展相对缓慢，部分可归因于该疾病的诊断、分类存在问题。干眼的病因及临床表现多种多样，其症状、体征可相互矛盾，由于目前使用的疾病分型标准复杂、欠标准化，使如何选择一种评估干眼严重程度的标准变得异常困难。

此外，无可靠的疾病进展、治疗反应评估标准会导致低估临床试验的成功率，临床决策复杂、困难化。

二、干眼进展的恶性循环

多种外源、内源因子均可引起泪液稳定性降低、渗透压升高，激活渗透压/机械应激力机制激发干眼，其可导致细胞凋亡、细胞损伤、炎性介质释放、眼表应激力增加并损伤上皮细胞。现在普遍认为慢性炎症反应是干眼重要发病机制之一。

轻中度干眼早期,眼睛尚可适应、诱发代偿机制,此阶段干眼对治疗尚有反应。然而如果初始损伤持续存在或过于严重,杯细胞的修复疲软、黏液产生失调,黏液产生失调可降低泪膜稳定性,诱导不断升级的炎症反应从而形成恶性循环。不论恶性循环起于何因,最终都可引起严重的难治性干眼,若未予以矫正性/改善性治疗则会导致永久性损伤。

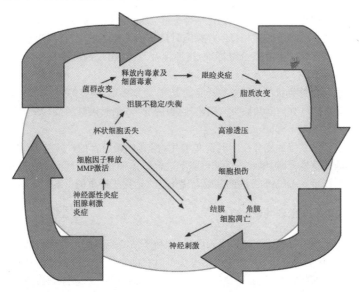

图 1 炎症性干眼的恶性循环

三、干眼体征与症状的不一致性

干眼多种病理生理机制均可刺激角膜感觉神经元,因此干眼有时被称为"症状性疾病"。多数干眼患者症状与临床体征相关性比较好,然而众所周知,有些患者自觉症状的严重程度与疾病临床体征不相匹配,也有相当一部分病人的体征与症状相互矛盾。

一则研究显示 40% 干眼患者的症状与临床体征相一致;另一研究显示睑板腺疾病常无症状(21.9%),有症状者较少(8.6%),且症状与眼表损伤的严重程度存在差异,其差异或可部分归因于干眼发病的生理学机制。

早期轻度干眼,痛觉过敏现象可引起明显的眼部不适却无明显眼部组织损伤的征象。慢性而严重干眼,因为代偿反射机制引起角膜知觉下降,不适感觉反而减少,有时角膜感觉神经元可永久性受损。

症状体征间的矛盾除了生理学解释,一些临床/生物学指标特异性、灵敏性及可重复性各异也可导致错误的判断,从而使得严重程度的评估困难化、出现症状体征间的不一致。有项研究中联合使用了各项临床指标,但仍有60%以上病人疾病严重程度分级不充分。

鉴于体征、症状、严重程度间明显的自相矛盾及脱节,在评估一些病人疾病程度时单纯症状学是个相对较差的指标,同时也是临床试验中的混杂变量。

四、干眼严重程度评估

目前仍无干眼严重程度的评估金标准,2006年德尔菲干眼专家小组一致认为疾病严重程度是在抉择治疗措施时最有用的相关因素,并提出后来称为DEWS的干眼严重程度分级标准,按照体征、症状出现的频率及强度将干眼分为4个水平。

病人自觉症状包括泪液替代品的需求、眼部不适、视觉障碍、角膜着染、角膜/泪液体征(如丝状角膜炎)、眼睑/睑板腺异常、泪膜破裂时间(基于荧光素染色,TBUT)及Schirmer评分。

该评分系统的优势在于其简单实用,但其依赖患者的严重症状、严重体征诊断严重性干眼,因此该标准可能不适合于体征、症状未同时出现的患者,小组会议旨在DEWS方法的基础上优化使之适用于严重的干眼。

五、ODISSEY 欧洲共识小组

小组确定可以用于评估眼表情况、有利于估测疾病严重程度最相关的评判标准,预期制定评估严重干眼的方法可以有助于临床干眼最佳治疗方式的选择,同时有利于优化临床试验设计。以此为出发点,10名经常诊疗干眼的眼科专家(其中1名为美国眼科医生)共同组建ODISSEY共识小组。

小组成员首先完成关于诊断严重干眼的最佳临床、生物标准的问卷,随后于2012年9月参加集体会议回顾严重干眼诊断、治疗相关临床及科研方面的挑战及难题,小组共讨论了14个关于干眼严重程度诊断标准的优缺点及特异灵敏性,以达成共识,探寻可评测严重干眼的简单方法。

基于临床判断及相关文献,将标准评判度、推荐值分级,以下为小组讨论的指标/标准:角膜荧光素染色(CFS)、泪液高渗透压、Schirmer试验、印迹细胞、丝状角膜炎、视觉障碍、结膜染色、睑板腺疾病/眼睑炎症、眼睑痉挛、泪膜破裂时间(TBUT)、像差检测、角膜共聚焦显微镜、炎症指标(HLA-DR、MMP9、细胞因子、泪液蛋白组学)、标准治疗疗效差。

六、简单而实用的评估干眼严重程度的方法

大量回顾现有知识,分析讨论问卷结果,小组最终确定了2步法严重干眼的诊断指南。该指南阐述了症状、体征不一致情况的处理,并对3种不同情况

予以量体裁衣评估标准。

第一步:严重干眼诊断基本标准

首先要确定诊断严重干眼所需的最少基本标准,小组推荐:对于多数人症状评价、CFS眼表损伤评估2个足以诊断干眼的严重程度。

症状及CFS为首要评估标准。

眼部不适、视觉障碍等干眼状可严重影响患者的生活质量,FDA强调将患者自我感觉疗效作为眼科试验的临床终点,目前已有有效的问卷用于评估干眼的症状。虽然这些评测工具经济上可行、与患者生活质量相关、诊断干眼的灵敏度较高、容易量化,但是小组成员认为仅症状评估的可重复性差、对干眼诊断欠缺特异性,并且可能会导致过度治疗的出现。

眼表疾病指数(OSDI)是最常用的问卷之一,有研究已证实OSDI及其他标准与疾病严重程度中等相关,CFS的相关度也与OSDI相近。但也有研究认为它们的相关度较差。虽然如此,大家普遍认为OSDI大于等于30是诊断严重干眼的必备条件。

作为广泛用于检测、诊断角膜健康状态的CFS,是共识小组认为干眼体征中最适合参考的唯一检查指标。CFS操作简单、经济、重复性好,并且与视力、疾病严重程度相关性较好,目前尚无客观的量化指标,且其操作需标准化,但CFS一般评分大于3便意味着严重干眼。

需提醒的是CFS会非特异性地着染不论是屈光角膜手术还是药物毒性等病因引起的所有损伤,同时和其他干眼指标一样,CFS也会存在混淆、不均匀、假着染等问题。

最终,ODISSEY决定将CFS与症状评价联合作为评估干眼严重程度的首要诊断措施。症状、体征一致的患者,OSDI大于33、CFS大于3按照牛津标准无疑可以明确诊断严重干眼,所以推荐将此联合标准作为诊断指南的第一步,但当症状、体征不一致时则需要进一步检查以提高诊断的特异性。

第二步:严重干眼诊断的附加标准

当症状、体征不一致,即OSDI与CFS严重评分不一致时,共识小组推荐行附加检查以明确严重干眼的诊断。按照第一步CFS、OSDI评分标准有3种可能的结果:

A:OSDI<33、CFS>3,即尽管出现眼表损伤但症状却不支持严重干眼;
B:OSDI≥33、CFS=2,症状严重,但眼表损伤处于临界范围或者尚不确定;
C:OSDI≥33、CFS≤1,即症状严重而眼表损伤却不明显。A、B、C三种病人的处理取决于进一步对干眼严重程度评定的结果。

小组将临床、生物学指标分为2组,每一指标均被标为决定或有助于严重干眼的诊断,表1为小组认为可以决定严重干眼诊断的指标,表2为有助于严重干眼诊断的指标。

表 1

检查名称	优势	存在问题	评估参数	严重疾病标准
结膜染色(包括结膜松弛/皱褶荧光素染色最为常见,便于日常使用;丽丝胺绿几乎只用于临床试验时	着染与上皮损伤有关;容易操作;一旦完成培训,可重复性好;已存在分级标准;经济,省时	上皮损伤与主观特征及改善无关联;容易高估或低估结果;检查者间差异大;多个分级标准;黄色滤片比较黑/红色滤光片较少见,准确的估测需要2~3 min	是/否出现严重DED,可据任何标准化量表判定(如牛津量表)	是,存在严重DED
Schirmer试验量化泪液:无表面麻醉可测量泪液最大分泌量	颇具规模,易于使用;普遍使用;安全有效;耐受性好(除严重DED外)	其特异性及灵敏性有待讨论;取决于角结膜灵敏性,正常反射调节,试纸湿润均匀与否;可重复性有待讨论(界值的判定;结果解释仍有争议(试纸规格及其影响;可比性问题(试验组分的未知影响(脂质层改变)	连续测量——严重DED的除外标准	<3 mm
视觉障碍:视物不清为DEWS对干眼的定义,任何泪膜厚度的局部改变都可影响视网膜的成像质量	非侵入性检查;易获得;患者可自行监测;经济;可控条件下不易干重复;可用于监测病情是否进展	主观;存在外在偏倚,混淆因素;非特异;全球性泪膜稳定性指标;不能区分角膜表面损伤所导致的泪膜不稳定	是/否	是
丝状角膜炎:以黏着于角膜表面的角膜的变性成分构成的丝状物为特征	症状明显;与严重程度相关;益于普通眼科医生的诊断;短暂治疗少数患者迅速评估	非特异;少量招募困难的患者;只有药物治疗是不够的	是/否	是

	优点	缺点	标准	值
泪液高渗透压:被认为是 DED 组织损伤的核心机制	用于诊断、治疗 DED 最有价值的单一指标;与疾病严重程度呈平行;对有效治疗有反应	尚未普遍使用;需要其他检查来区分 DED 亚型;症状缓解可晚于泪液渗透压的改变	连续测量——严重 DED 的除外标准	>328 mOsm/L
印迹细胞学检测:结膜上皮细胞取样,采用免疫细胞、组织学方法	创伤小;已经验证;有公布的分级标准;杯细胞计数可作为客观指标;处理前样本可长期储存;标准细胞技术,不存在技术难题	需要有经验的其他实验室培训,熟知结膜病理的观察者帮助;只可半定量;印迹上皮细胞只能提供生物状上皮细胞样本的少量信息	Netson 分级——严重 DED 的除外标准	≥3 级
眼睑痉挛:继发于眼部刺激	严重 DED 的良好指标;对视功能的影响较大	病人可有类似于 DED 的主诉;通常不会讲视疲劳与 DED 关联	是/否	是
睑板腺疾病或眼睑炎症:眼睑的慢性炎症状态	益于诊断足够严重,明显;可记录;有标准化工具;需要较少的基础研究	细微的原始症状或体征常得不到辨识;分级方面仍有问题;对眼表疾病的影响不确定(原发/继发);额外的研究,诊断工具较少	严重程度:是/否严重	是

表 2

检查名称	优势	存在问题	评估参数	严重疾病标准
对传统治疗反应不佳：疾病对反应措施缺乏反应	反应严重程度的临床指标；可能意味着眼表炎症存在；可区分程度度及严重DED；可为开始长期抗炎治疗的指征（局部应用环孢素等）	标准治疗的定义极为关键；并非所有病人均接受相同的标准治疗；效果不佳也可为标准治疗方式不恰当的结果；需要严重程度的分级标准；症状、体征的不一致可能是假象；长期的局部、全身抗炎治疗可能会产生副作用	评估参数尚未确定	—
共聚焦显微镜：可无创性地提供眼表结构类似于组织学的高分辨率观察	活体组织的高分辨率观察；创伤小；有助于炎症细胞计数及研究角膜神经；可提供包括角膜、结膜、角膜腺等整个眼表的整体情况	费时；仪器昂贵，不普遍，需要专业人士做出特定诊断；缺乏分级，定量方法；尚无神经重建软件（细节观察意义有限）	临床上尚未确定	—
像差测量：眼高阶像差的客观测量，可用于评估、治疗DED	无创；快速提供患者视觉问题信息；为泪膜不稳定的良好指标；有助于泪膜状态的确定；易重复，可检测治疗有效性；高度敏感	仪器昂贵，非所有科室均具备；缺乏特异性；受环境及未一次泪膜质量的影响；受试眼液的影响；对疾病特征的确定无帮助；尚无客观的方法来推断结果和预测患者的视力	尚未确定	—

指标			
炎症指标 HLA-DR 表达：HLA DR Ⅱ抗原为上皮细胞在炎症是异常表达的免疫标	可微创法采集结膜样本；其表达于结膜主要细胞——上皮细胞，可表达于正常及严重疾病眼；患炎症及免疫疾病时高表达；该技术已经在数项国际多中心试验中证实有效	费时，需要合适的人员及昂贵的材料；样本的采集、运输较为严格；标本检查前的时限性；主要用于科研及临床试验	用作临床试验的生物指标，但尚未确定临床范围	—
其他炎症指标：MMP9、细胞因子、蛋白组学、Lurinex 芯片	分子水平研究疾病的发病机制需要的泪液量小；可影响多种细胞因子及 MMP9；精确而客观的定量炎症分子；标本易于收集；Schirmer 试验试纸的采集；洗脱液、细胞标本、泪液等均可	尚未明确其与疾病严重程度间的相关性；在干眼亚型发病方面的作用尚未明确；方法尚不可用于诊断，并非所有临床中心均具有此实验室（仅小的 2 或 3 期试验中心具有）	尚未确定	—
TBUT：泪膜不稳定是 DED 发病机制的核心，可随时间推移散发、扩大、甚至改变 DED 的表现	公认的 DED 指标；无创；操作简单、快速	准确测量困难存在部分主观因素；目前无标准的操作规范，对分型的特异度较低；与眨眼的状态有关	连续观测分级	TBUT<3 s

● 决定性指标

表 1 列出 8 个可以决定严重干眼诊断的指标,相应指标的分级、界值也于表 1 中列出。除 OSDI 或 CFS 外,8 条决定指标中任意一点满足即可诊断严重干眼。

表 1 严重干眼诊断的决定性指标:ODISSEY 共识小组认为足够有效、可以决定、明确严重干眼诊断的临床、生物学指标或评价标准。干眼,干眼病,DEWS,干眼工作小组,KCS,干燥性角结膜炎;mOsm,豪渗量,TBUT,泪膜破裂时间。

● 有助于诊断的指标

有助于严重干眼诊断的指标已于表 2 中列出,包括像差测定、共聚焦显微镜检查、炎症标记物及对传统标准治疗反应差等。虽然这些指标在干眼诊断及严重程度评估中具有重要作用,但是仍被列为有助指标。是因为其有效性有待明确,且并非临床常用指标,同样也存在评估其结果的方法不标准的问题。

表 2 有助于干眼诊断的标准/指标:ODISSEY 共识小组认为支持干眼诊断,但不足以确立诊断的临床、生物学指标或评价标准。干眼,干眼病,HLA-DR,人白细胞抗原,MMP,金属基质蛋白酶,sec(秒),TBUT,泪膜破裂时间。

● 其他有助性指标/因素

TBUT 为日常用于测定泪膜稳定性的检查,共识小组认为其在干眼诊断、评估中具有特殊作用,尤其当症状评分较高而 CFS 阴性或评分较低时必需行 TBUT(例如情况 C)。但是由于 TBUT 操作、评估不够标准化,因此检查结果多种多样均可能会导致结果误判。

小组叮嘱:当 CFS 眼表损伤评分较高、症状轻微(A)或症状严重、眼表损伤处于临界时,可将 TBUT 作为有助于诊断严重干眼的指标。至于每种情况决定性、有助性指标的等级已在表 3 中列出,相应方法评估的讨论见后文及图 2。

表 3

标准/指标类型	估测	情况 A	情况 B	情况 C
决定性标准/指标	Schirmer 试验<3 mm	×	×	×
	MGD 或眼睑炎症：严重	×	×	×
	结膜着染（结膜松弛/皱褶）：重度	×	×	×
	视功能受损（畏光、视力改变、对比度降低或上述之间对的组合）	×	×	
	丝状角膜炎	×	×	NA＊
	眼睑痉挛	×	×	×
	泪液高渗透压：328 mOsm/L	×	×	×
	细胞印迹：>3 级（Neison 分级）	×	×	×
	角膜敏感性：严重受损	×	NA♯	NA♯
有助于诊断的标准/指标	TUBU<3 s	×	×	NA&.
	标准治疗效果不佳（难治）	×	×	×
	像差测量	×	×	×
	共聚焦显微镜	×	×	×
	炎症指标：HLA-DR，MMP9，细胞因子，蛋白组学	×	×	×

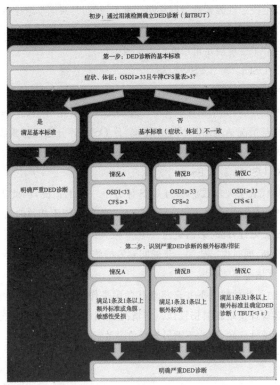

图 2 小组共识产生的严重干眼分级诊断标准：干眼，干眼病，TBUT，泪膜破裂时间，sec（秒），CFS，角膜荧光素染色，OSDI，眼表疾病系数

表 3 为 ODISSEY 共识小组推荐的当症状体征不一致时确定严重干眼诊断的决定性指标及有助于诊断的指标。指标/标准按照从高到低列出以判定对诊断的价值,当具有 1 个或更多额外指征时足以诊断严重干眼。

情况 C 时,丝状角膜炎未作为额外的决定性指标,因为 CFS 已经确定角膜损伤为轻微;情况 B 及 C,OSDI 评分已经充分考虑到角膜敏感性,因此此种情况下并未将角膜敏感性作为额外的决定性指标;情况 C,CFS 评分较低,必需行 TBUT 检查来再次证实干眼的诊断。

MGD,睑板腺疾病,干眼,干眼病,HLA-DR,人白细胞抗原-DR,MMP,金属基质蛋白酶,TBUT,泪膜破裂时间,sec(秒),mOsm,豪渗量,L(升),NA,不适用,CFS,角膜荧光素染色,OSDI,眼表疾病指数。

- 情况 A:OSDI<33、CFS≥3

病人 CFS 测定眼表损伤严重而症状相对较轻时,再具有表 3 中列出的 1 个或 1 个以上决定性因素就足以诊断严重干眼,同时共识小组注意到,在此种情况下,角膜敏感性下降可以作为额外的决定性指标。临床中,CFS≥3 加上角膜敏感性严重受损便足可诊断严重干眼。

- 情况 B:OSDI≥33、CFS=2

症状评分很高,CFS 眼表损伤体征为 2 级,尚未完全满足共识小组制定的诊断指南标准,此时如果出现表 3 中额外决定性因素则可明确严重干眼的诊断。情况 B 与情况 A 存在本质上的不同,且 OSDI 评分已经将角膜敏感性因素考虑在内,因此此时并未将角膜敏感性作为决定性因素。

- 情况 C:OSDI≥33、CFS≤1

情况 C 代表了大多数症状与 CFS 评分不一致的情况,因此需要特别注意。共识小组建议当患者主诉症状比较重与临床体征不相符时,诊断干眼需要慎重再三。因此,此时必需进行 TBUT 检查以估测泪膜不稳定性、明确初始的干眼诊断,同时也需要深一步的问卷等措施来进一步全面了解患者生活质量、情绪评估等整体状况。

需要注意:此种情景下并未将丝状角膜炎作为额外的决定性标准,因为 CFS 已经客观评价眼表损伤轻微。与情况 B 相同,因为 OSDI 评分已充分考虑到角膜敏感性问题,因此不需另外行角膜敏感性检查。

七、结论

我们旨在寻找可靠的量体裁衣的评估眼表损伤、同时可以明确严重干眼诊断的指南。由于估测方法的不标准化、疾病严重程度与临床/生物学指标相关性差、个体间症状与体征差异较大等因素,确定评估干眼严重程度的可靠指南仍是眼科界未决的难题。干眼发病机制的恶性循环可使眼部情况恶化,导致完全不同的干眼亚型出现,从而进一步阻碍了对疾病的准确评估。

ODISSEY确定的严重干眼诊断指南简单实用、便于使用,有助于评估眼表损伤、估测疾病的严重程度。多数干眼病人症状、体征相一致,OSDI、CFS足以确定疾病的严重程度;对于症状、体征不一致的病人,则需要进行各异的额外评估以确定疾病的严重程度。预期干眼严重程度诊断指南可以实现对干眼的转归监测、改善临床试验的效果评价。

目前有多个干眼严重程度分级系统。三分类系统依据症状出现的情况,参考疾病体征情况将干眼严重程度予以分级。DEWS则着眼于按照体征、症状严重程度,将干眼分为4个水平。

新的日本干眼诊断纳入症状性指标,患者出现症状、体征是明确诊断干眼的必需条件(此处明确的干眼即比较严重的干眼)。所有分级系统均需要患者同时具有严重体征及症状方可诊断干眼,而ODISSEY分级指南将为复杂且症状体征不一致的干眼提供诊断策略。

但是该指南在应用方面也存在有限性:其基于小组共识目前尚无循证依据,缺乏金标生物指标也会影响其对干眼严重程度评估的标准化。此外,评估方法的选择很大程度取决于区域可用资源、培训及成本。

还有既往关于干眼定义的差异也是问题,例如日本人认为泪膜破裂时间短、干眼环境而眼表损伤较轻微即可诊为干眼(以短的TBUT及严重症状为特征),即与上述情况C相似,但其不认为此种为严重干眼,而按照DEWS及小组共识则此时已经满足严重干眼诊断的标准。

这种分层方式的指南可以为每个病人的诊疗提供一系列选择,经过大量有效性检验后有望在更大范围的临床及地域推广应用。

下一步便是在临床试验中检测ODISSEY分级指南的有效性,其实施有助于更好地评估试验效果、加快临床新治疗措施的研发。一旦通过验证,该指南则将有助于眼科医生对病人的随访及治疗方式的选择。

附录四:眼科常用抗炎药应用及注意事项

一、糖皮质激素

眼部炎症是一种重要的病症,累及眼附属器、眼前节和眼后节等各个部位,可以产生严重的后果。糖皮质激素局部给药,如使用滴眼液、眼膏,结膜下注射或眼内注射给药是控制眼部炎症(包括手术引起的炎症)的重要措施。全身应用,例如口服糖皮质激素对一些眼部病变是有益的。糖皮质激素和抗感染药物的复合制剂有时用于眼科手术后,以便减少炎症反应和预防感染。除此之外,这种复合制剂的应用几乎都是不合理的。

应用糖皮质激素存在三个主要危险:

(1)加重病毒性、细菌性、真菌性和阿米巴原虫眼部感染的病情,导致角膜溃疡,损伤视力,甚至失明。

(2)易感个体中眼局部应用糖皮质激素制剂可能会继发糖皮质激素性青光眼。

(3)长期使用糖皮质激素可能继发糖皮质激素性白内障,其风险随着用药剂量和持续时间的增加而增加。眼局部应用糖皮质激素的其他不良反应包括角膜和巩膜变薄。

1. 泼尼松龙 Prednisolone(醋酸泼尼松龙滴眼液:5 ml:50 mg)

【适应证】

(1)用于需要抗炎治疗的眼部疾病,如非化脓性结膜炎、睑炎、巩膜炎、非疱疹性角膜炎、泪囊炎。

(2)用于在眼科手术后、异物去除后、化学或热烧伤、擦伤、裂伤或其他眼部创伤时作预防性治疗。

【注意事项】

(1)长期用药后若出现眼部慢性炎症的表现,应考虑角膜真菌感染的可能。

(2)如果发生双重感染,应立即停药并进行适当的治疗。

(3)孕妇及儿童慎用。

【禁忌证】

（1）未行抗感染治疗的急性化脓性眼部感染患者禁用。

（2）急性单纯疱疹病毒性角膜炎、角膜及结膜的病毒感染、眼结核、眼部真菌感染患者禁用。

（3）牛痘、水痘等感染性疾病患者禁用。

【不良反应】

（1）继发眼部的真菌和病毒感染在一些角膜及巩膜变薄的患者长期使用时，还可导致眼球穿孔。

（2）有单纯疱疹病毒性角膜炎病史患者、急性化脓性感染患者慎用。

（3）长期应用本品可能导致非敏感菌过度生长。长期或大剂量眼部使用本品可导致后囊膜下白内障。

（4）本品可引起眼内压升高，从而导致视神经的损害和视野的缺损，因此建议使用该药期间应常测眼内压。

【用法和用量】

滴眼一次 1～2 滴，一日 2～4 次。开始治疗的 24～48 小时，剂量可酌情增大至每小时 2 滴，必要时可加大用药频率。不宜中途终止治疗，应逐步减量停药。

2. 氟米龙 Flurometholone（氟米龙滴眼液：①5 ml：5 mg；②10 ml：10 mg）

【适应证】用于对糖皮质激素敏感的外眼、眼前节组织的炎症，如睑结膜炎、球结膜炎、角膜炎等。

【注意事项】

（1）对孕妇或可能妊娠的妇女应避免长期、频繁用药。

（2）对未满 2 周岁的婴幼儿应慎重用药。

（3）长期使用可导致角膜真菌感染，治疗期间常测眼内压。

（4）单纯疱疹病毒感染病史者慎用。

（5）多种眼部疾病及局部长期使用可能导致角膜和虹膜变薄，这种情况下，局部使用可能引起穿孔。

（6）未经抗菌治疗的眼部急性化脓性感染，用本品可能掩盖病情或使病情恶化。

【禁忌证】

（1）角膜上皮剥脱或角膜溃疡患者禁用。

（2）病毒性结膜、角膜病变者禁用。

（3）结核性、真菌性或化脓性眼病患者禁用。

【不良反应】

可能引起眼内压升高,甚至青光眼,偶致视神经损害,后囊膜下白内障、继发性感染,眼球穿孔和延缓伤口愈合。

【用法和用量】

滴眼一次 1~2 滴,一日 2~4 次。开始治疗的 24~48 小时内可酌情增至每小时 2 滴,或根据患者年龄、病情适当增减。应逐步减量停药。

3. 可的松 Cortisone(醋酸可的松滴眼液:3 ml:15 mg。醋酸可的松眼膏:①1 g:5 mg;②1 g:2.5 mg)

【适应证】

用于虹膜睫状体炎、虹膜炎、角膜炎、过敏性结膜炎等。

【注意事项】

(1) 妊娠及哺乳期妇女不宜频繁、长期使用。

(2) 青光眼患者应在眼科医师指导下使用。

(3) 本品不宜长期滴用,一般连续不得超过 2 周,若症状未缓解应停药就医。

(4) 眼部细菌性或病毒性感染时应与抗菌药物合用。

【禁忌证】

单纯疱疹性或溃疡性角膜炎禁用。

【不良反应】

长期频繁用药可引起青光眼、白内障。

【用法和用量】

(1) 滴眼液滴眼,一次 1~2 滴,一日 3~4 次。用前摇匀。

(2) 眼膏涂于结膜囊内,一次适量,一日 1 次,睡前用。

4. 地塞米松 Dexamethasone(地塞米松磷酸钠滴眼液:5 ml:1.25 mg)

【适应证】

用于虹膜睫状体炎、虹膜炎、角膜炎、过敏性结膜炎、眼睑炎、泪囊炎等。

【注意事项】

(1) 青光眼慎用。

(2) 眼部细菌性或病毒性感染时应与抗生素药物合用。

(3) 长期使用应定期检查眼压和有无真菌、病毒感染早期证候。

【禁忌证】

单纯疱疹性或溃疡性角膜炎禁用。

【不良反应】

长期频繁用药可引起青光眼、白内障,诱发真菌性眼睑炎。

【用法和用量】

滴眼一次 1 滴，一日 3～4 次。

5. 氯替泼诺 Loteprednol Etabonate［氯替泼诺滴眼液：(1) 0.2％（Alrex）5 ml∶10 mg；(2) 0.5％（Lotemax)①2.5 ml∶12.5 mg；②5 ml∶25 mg；③10 ml∶50 mg］

【适应证】

(1) 0.2％（Alrex）品，用于季节性过敏性结膜炎的治疗。

(2) 0.5％（Lotemax）品，用于眼睑和球结膜、角膜和眼球前部的糖皮质激素敏感的炎症的治疗，如过敏性结膜炎、红斑性角膜炎、浅层点状角膜炎、带状疱疹性角膜炎、虹膜炎、睫状体炎、选择性感染性结膜炎；本品也适用于眼科手术后炎症的治疗。

【注意事项】

(1) 孕妇及哺乳期妇女慎用。

(2) 未满 2 周岁的婴幼儿慎用。

(3) 长期使用可能增加眼继发感染的危险，长期局部应用尤其容易发生角膜的真菌感染。

(4) 长期应用可能导致青光眼、视敏和视野的缺陷以及后囊下白内障的形成。

(5) 如用药两天后症状体征无改善，应接受检查。

【禁忌证】

结膜或角膜的病毒、真菌或支原体感染患者禁用。

【不良反应】

(1) 视物模糊、烧灼感、球结膜水肿、分泌物、干眼、溢泪、异物感、眼痒、刺痛、畏光等。

(2) 结膜炎、角膜异常、眼睑发红角膜炎、巨乳头性结膜炎和葡萄膜炎等。

(3) 眼外的不良反应包括头痛、鼻炎和咽炎。

【用法和用量】

(1) 0.2％（Alrex）滴眼，一次 1 滴，一日 4 次。

(2) 0.5％（Lotemax）滴眼，一次 1～2 滴，一日 4 次，治疗的第 1 周，如果必要时，剂量可以增加到每小时 1 滴；用于手术后炎症的控制，滴入做过手术的眼结膜囊内，一次 1～2 滴，一日 4 次，在术后 24 小时就开始使用，并必需持续用到术后 2 周。

二、其他抗炎药

非甾体抗炎药物可以用于预防白内障手术时瞳孔缩小和术后炎症,在术前应用会获得更佳的效果。长期局部应用这类药物不会引起继发性青光眼、白内障、延缓伤口愈合、诱发感染等糖皮质激素那样的严重不良反应。其他用于炎症和过敏性结膜炎治疗的制剂有抗组胺药依美斯汀、奥洛他定等。肥大细胞稳定剂色甘酸钠可以用于治疗春季结角膜炎及其他过敏性结膜炎。洛度沙胺滴眼液用于治疗过敏性结膜炎,包括季节性过敏性结膜炎。双氯芬酸滴眼液也可以治疗季节性过敏性结膜炎。

1. 双氯芬酸钠 Diclofenac Sodium

(双氯芬酸钠滴眼液:①0.4 ml:0.4 mg;②1 ml:1 mg;③5 ml:5 mg)

【适应证】

(1) 用于治疗葡萄膜炎、角膜炎、巩膜炎、抑制角膜新生血管的形成。

(2) 用于治疗眼内手术后、激光滤帘成形术后或各种眼部损伤的炎症反应,抑制白内障手术中缩瞳反应。

(3) 用于准分子激光角膜切削术后止痛及消炎。

(4) 用于春季过敏性眼病,预防和治疗白内障及人工晶体术后及黄斑囊样水肿,以及青光眼滤过术后促进滤过泡形成等。

【注意事项】

(1) 孕妇慎用。

(2) 本品可妨碍血小板聚集,有增加眼组织术中或术后出血的倾向。

【禁忌证】

戴接触镜者禁用,但角膜屈光术后暂时配戴治疗性亲水软镜者除外。

【不良反应】

滴眼后有短暂烧灼、刺痛、流泪等,极少数人可有结膜充血、视物模糊。少数人出现乏力、困倦、恶心等全身反应。

【用法和用量】

(1) 一般适应证滴眼,一次 1 滴,一日 4～6 次。

(2) 眼科手术滴眼,一次 1 滴,术前 3、2、1 和 0.5 小时内各 1 次。

(3) 白内障术滴眼,术后 24 小时开始用药,一次 1 滴,一日 4 次,持续 2 周。

(4) 角膜屈光术滴眼,术后 15 分钟即可用药,一次 1 滴,一日 4 次,持续用药 3 天。

2. 氟比洛芬钠 Flurbiprofen Sodium（氟比洛芬钠滴眼液：①5 ml：1.5 mg；②10 ml：3 mg）

【适应证】

（1）用于术后抗炎，治疗激光小梁成形术后炎症反应以及其他眼前段炎症。

（2）用于预防和治疗白内障人工晶状体植入术后的黄斑囊样水肿。

（3）用于治疗巨乳头性结膜炎。

（4）用于抑制内眼手术中的瞳孔缩小。

【注意事项】

（1）不推荐妊娠及哺乳期妇女使用本品。

（2）有单纯疱疹病毒性角膜炎病史者，慎用本药。

（3）本品可能影响血小板聚集而延长出血时间，有出血倾向或服用其他使出血时间延长药物者慎用。

（4）对乙酰水杨酸或其他非甾体抗炎药过敏者，对本品也可能过敏。

（5）急性眼部感染疾病在局部使用抗炎药时，可能掩盖病情。

（6）本品无抗菌作用，对眼部感染性疾病，应同时应用抗生素。

【禁忌证】

对本品过敏者禁用。

【不良反应】

有短暂烧灼、刺痛或其他轻微刺激症状。

【用法和用量】

（1）抑制内眼手术时的瞳孔缩小术前 2 小时开始滴眼，一次 1 滴，每半小时滴 1 滴，共 4 次。

（2）消炎和术后消炎滴眼，一次 1 滴，一日 3～4 次，连用 2～3 周。

（3）激光小梁成形术后滴眼，一次 1 滴，一日 3～4 次，连用1～2 周。

3. 普拉洛芬 Pranoprofen（普拉洛芬滴眼液：5 ml：5 mg）

【适应证】

用于眼睑炎、结膜炎、角膜炎、巩膜炎、浅层巩膜炎、虹膜睫状体炎、术后炎症等外眼及眼前部炎症的对症治疗。

【注意事项】

（1）本品只用于对症治疗而不是对因治疗。

（2）本品可掩盖眼部感染，对于感染引起的炎症使用本品时，一定要仔细观察,慎重使用。

【禁忌证】

对本品的成分有过敏史的患者禁用。

【不良反应】

刺激感、结膜充血、瘙痒感、眼睑发红、肿胀、眼睑炎、分泌物、流泪、弥漫性表层角膜炎、异物感、结膜水肿。

【用法和用量】

滴眼一次 1~2 滴,一日 4 次,根据症状可以适当增减次数。

4. 酮咯酸氨丁三醇 Ketorolac Tromethamine(酮咯酸氨丁三醇滴眼液:5 ml:25mg)

【适应证】

(1)用于暂时缓解季节性过敏性结膜炎引起的眼痒。

(2)用于治疗内眼手术后(如白内障摘除术)的炎症反应。

【注意事项】

(1)对阿司匹林、苯乙酸衍生物及其他非甾体抗炎药过敏者,对本品也可能过敏。

(2)慎用于有出血倾向的患者或避免合并应用可能延长出血时间的药物。

(3)使用本品感觉不适应立即停药。

(4)避免佩戴隐形眼镜等软性接触镜时用药。

【禁忌证】

(1)患有活动性消化性溃疡近期出现过胃肠道出血或穿孔的病人或有消化性溃疡或胃肠道出血病史的患者禁用。

(2)肾功能不全或因血容不足有肾衰竭危险的患者禁用。

(3)临产分娩及产妇禁用。

(4)对酮咯酸氨丁三醇有过敏史或对阿司匹林或其他非甾体抗炎药过敏的患者禁用。

(5)本品禁用于手术疼痛的预防或手术中镇痛。

(6)可疑或确诊有脑血管出血不完全止血和高危出血的患者禁用。

【不良反应】

一过性刺痛或灼热感、过敏反应、眼刺激、浅层眼部感染及浅层角膜炎、角膜水肿,眼干、视力模糊、角膜溃疡、头痛、充血等。

【用法和用量】

(1)过敏性结膜炎滴眼,一次 1 滴,一日 3 次。

（2）眼科术后炎症滴眼，手术前 24 小时开始滴用，一次 1~2 滴，一日 3~4 次，术后继续用 2 周。

5. 富马酸依美斯汀 Emedastine Difumarate（富马酸依美斯汀滴眼液：5 ml：2.5 mg）

【适应证】

用于治疗过敏性结膜炎。

【注意事项】

（1）孕妇及哺乳期妇女慎用。

（2）使用本品时勿佩戴角膜接触镜。

【禁忌证】

对本品所含成分过敏者禁用。

【不良反应】

头痛、异梦、乏力、怪味、视物模糊、眼部灼热或刺痛、角膜浸润、角膜着染、皮炎、不适、眼干、异物感、充血、角膜炎、瘙痒、鼻炎、鼻窦炎和流泪。有些表现与疾病本身的症状相似。

【用法和用量】

滴眼一次 1 滴，一日 2 次，必要时一日 4 次。

6. 洛度沙胺 Lodoxamide（洛度沙胺滴眼液：5 ml：5 mg）

【适应证】

（1）用于各种过敏性眼病，如春季卡他性角结膜炎、卡他性结膜炎、巨大乳头性睑结膜炎、过敏性或特异反应性角结膜炎，包括那些病因不明，但一般由空气传播的抗原及隐形眼镜引起的过敏反应。

（2）用于由Ⅰ型速发性变态反应（或肥大细胞）引起的炎症性眼病。

【注意事项】

（1）用药物时勿戴隐形眼镜，需等数小时后方可佩戴。

（2）用药次数勿任意增加。

（3）孕妇及哺乳期妇女慎用。

（4）用药后症状改善（如不适、痒感、异物感、畏光、刺痛、流泪、发红及肿胀等）通常需数天，有时需持续治疗达 4 周。用药后若症状减轻，应坚持用药至进一步改善，必要时可与皮质激素类药物同用。

【禁忌证】

对本品任何成分过敏者禁用。

【不良反应】

轻微短暂的眼部不适感，如灼热、刺痛、眼痒、流泪。

【用法和用量】

滴眼一次 1～2 滴，一日 4 次。

7. 奥洛他定 Olopatadine(奥洛他定滴眼液:5 ml∶5 mg)

【适应证】

用于治疗过敏性结膜炎的体征和症状。

【注意事项】

(1) 孕妇及哺乳期妇女慎用。

(2) 使用本品时,勿佩戴角膜接触镜。

【禁忌证】

对本品所含成分过敏者禁用。

【不良反应】

头痛、乏力、视力模糊、烧灼或刺痛感、感冒综合征、眼干、异物感、充血、过敏、角膜炎、眼睑水肿、恶心、咽炎、瘙痒、鼻炎、鼻窦炎及味觉倒错。相当一部分的不良反应和疾病本身的症状相似。

【用法和用量】

滴眼一次 1～2 滴,一日 2 次。

8. 吡嘧司特钾 Pemirolast Potassium(吡嘧司特钾滴眼液:5 ml∶5 mg)

【适应证】

用于过敏性结膜炎、春季卡他性结膜炎。

【注意事项】

滴眼时如果药液粘到眼睑皮肤等处时,马上拭去。

【禁忌证】

尚不明确。

【不良反应】

眼刺激感、眼睑炎、眼部分泌物、结膜充血、眼睑痛痒感等。

【用法和用量】

滴眼一次 1 滴,一日 2 次。

9. 色甘酸钠 Sodium Cromoglicate(色甘酸钠滴眼液:(1) 8 ml∶0.16 g;(2) 0.8 ml∶16 mg)

【适应证】

用于预防春季过敏性结膜炎。

【注意事项】

(1) 过敏体质者慎用。

(2) 严重肝肾功能不全患者慎用。

（3）用药前应清洁鼻腔。

（4）在春季结膜炎好发季节前 2～3 周使用。

【禁忌证】

妊娠三个月以内的妇女禁用。

【不良反应】

滴眼后偶有刺痛感和过敏反应。

【用法和用量】

滴眼一次 1～2 滴，一日 4 次，必要时一日 6 次。

10. 马来酸非尼拉敏盐酸萘甲唑啉 Pheniramine Maleate Naphazoline Hydrochloride EyeDrops（马来酸非尼拉敏盐酸萘甲唑啉滴眼液：15 ml：马来酸非尼拉敏 45 mg，盐酸萘甲唑啉 3.75 mg）

【适应证】

用于缓解因尘埃、感冒、过敏、揉眼、佩戴角膜接触镜、游泳以及眼睛疲劳等引起的眼睛充血、瘙痒、灼热感以及其他刺激症状。

【注意事项】

（1）本品连用 3～4 日，症状未缓解者应停药就医。

（2）患有严重心血管疾病的老年患者、孕妇和哺乳期妇女以及未控制好的高血压、糖尿病患者慎用。

（3）在使用过程中，如发现眼红、疼痛等情况，应停药就医。

（4）佩戴隐形眼镜者滴药前摘下，滴入后 15 分钟再戴上。

（5）过敏体质者慎用。

【禁忌证】

（1）对本品过敏者禁用。

（2）闭角型青光眼患者禁用。

【不良反应】

（1）偶见滴眼后瞳孔散大，眼压升高。

（2）长期使用可能产生全身反应，如高血压、心律失常及高血糖等，停药后可恢复。

【用法和用量】

滴眼一次 1～2 滴，每 3～4 小时 1 次。可根据症状缓解情况减少滴药次数。

整理自：http://www.eyenet.com.cn/columns/news/59896.html

http://wenku.baidu.comview572dbf78312b3169a551a426.html? from ＝ search＃＃＃

附录五：眼科常用治疗方法及操作技术

一、眼科给药途径及方法

由于眼部存在血眼屏障,包括血房水屏障和血视网膜屏障等特殊的组织解剖结构,大多数眼病的有效药物治疗是局部用药。

(一)滴眼药法

滴眼剂是常用的眼药剂型,是眼科最常用的局部用药之一,多用于治疗眼病和常规检查。一般为水溶剂,也有混悬液,油剂。药液可直接接触结膜、角膜病灶,药物有效成分可通过角膜进入眼内。

用药前核对患者姓名、眼别、医嘱、药物名称、浓度、水制剂,应观察有无变色和沉淀。用棉签或纱布擦净分泌物,洁者取坐位或仰卧位,嘱患者头稍后仰,眼向上注视,双眼用药时,先滴健眼,操作者用左手示指或棉签拉开下睑,暴露下结膜囊,右手将药液1～2滴滴入下穹隆,轻提上睑使药液充分弥散整个结膜囊,然后轻轻闭合眼睑,以干棉球拭去溢出的药液。

滴眼药时,滴管或药瓶口离眼应有一段距离,以免划伤角膜或接触眼睑而污染药液。滴药时不要直接滴于角膜上,以免患者因紧张而紧闭双睑将药液挤出,或者使角膜溃疡穿孔。滴用混悬剂前应先摇匀,滴用麻醉药后切忌揉眼,同时滴两种或两种以上的滴眼液者,每种药应间隔5分钟以上,先滴抗生素眼水,后滴散瞳液,先滴刺激性小的眼药水,后滴刺激性强的药。在滴用阿托品类剧毒药品时应压迫泪囊2～3分钟,以免药液被鼻部黏膜吸收发生中毒,尤其小儿应予以注意。另外滴药时动作要轻,切勿压迫眼,特别是角膜溃疡和有伤口的患者更应注意。

(二)涂眼膏法

涂眼膏法为常用眼部给药法,眼膏释放缓慢,停留眼内时间长,作用缓慢而持久,一般睡前给药。

涂眼膏的方法是患者仰卧位或坐位,头后仰,嘱患者向上看,左手示指或用棉签轻拉开下睑,将消毒玻璃棒与眼睑裂平行方入下穹隆部或持药膏挤入下穹隆部,嘱患者闭眼后再轻轻依水平方向抽出玻璃棒,然后按摩眼睑使眼膏均匀分布于结膜囊内。

涂药前注意玻璃棒头是否光滑完整以免擦伤眼球,同时注意不要把睫毛一同随玻璃棒卷入,以免刺激角膜引起不适。无玻璃棒而直接将眼膏挤入结膜囊时,须注意切勿损伤角膜。

（三）结膜下注射

结膜下注射,药物不受结膜、角膜上皮屏障的影响,可使药物经结膜、结膜下血循环吸收进入眼内,或经角膜缘扩散到角膜基质,直接作用于眼的深部组织以提高其有效浓度,延长药物作用时间,增加疗效。此外,药物刺激还可使局部血管扩张,血管通透性增强,有利于药物吸收。常用药物为抗生素、糖皮质激素、散瞳剂、自体血、高渗盐水等。

注射方法好,患者取仰卧位或坐位,患眼用0.5％丁卡因滴2～3次,用生理盐水冲洗结膜囊,仔细核对所注射药品名称、用量及眼别,将下眼睑向下牵拉,不合作者及患儿可使用开睑器,嘱患者向鼻上方注视,暴露颞下穹隆部,一般将药物注射于颞下穹隆部右手持注射器,使针头与角膜缘平行,在无血管结膜区刺入,在看见针尖情况下缓慢注入药液,注射完毕,滴抗生素眼水,盖眼垫包扎。

注射时,操作要轻,以免因疼痛引起挤眼,转动头部,误伤眼部其他组织,多次连续注射,应更换注射部位,同时避开血管以防出血。注射针头不可朝向角膜或距离角膜缘过近,以免发生危险。

（四）球后注射

球后注射是通过眼睑皮肤或下穹隆,经眼球下方进入眼眶的给药方式,使药物直接进入眼球后肌圆锥内,除作阻滞麻醉外,还可以作为一些药物的给药途径。多用于治疗眼后节疾病和视神经疾患。

患者取仰卧位,注射前对注射药液及眼别。患眼眶下缘皮肤常规局部碘酊,乙醇消毒。嘱患者向鼻上方注视,以5号牙科针头,向下睑眶下缘中、外1/3交界处皮肤进针。将注射用针头垂直刺入皮肤1～2 cm采取与眼球相切,沿天状面,紧贴眶底进针,一直到赤道部。然后改变进针方向,即使针头略向上抬起,直指向球后视轴方向。按此方向继续进针,进入球后肌锥内,进针3～3.5 cm,回抽针管如无回血可缓缓注入药物。注射完毕,嘱患者闭眼,压迫眼球至少半分钟,以防止出血,同时轻轻按摩眼球使药液迅速扩散。

进针时针头碰及骨壁或遇到阻力时不要强行进针,以防刺伤眼球。针的深度不要超过3.5 cm,针头不要在眶内乱刺,否则易刺伤神经及较大血管。注射药物中应加入少许局部麻醉药。注射后,可出现暂性复视,一般于半小时后消失,注射完毕观察有无球后出血,出现眼睑肿胀,皮下出血、眼球突出、眼压增高,应用绷带加压包扎。

(五)眼内注射

是直接将药物注入前房或玻璃体腔内的一种方法,多用于治疗难以控制的眼内炎症。

前房内注射的方法,是以 0.5%～0.1%丁卡因滴眼 2～3 次或球结膜下注射 2%普照鲁卡因局部麻醉,冲洗结膜囊,用开睑器开睑,固定镊固定内直肌边缘以固定眼球位置,直接用配有空针管的 5 号一次性注射针头,自切口或 45°角刺入前房。吸出 0.1～0.2 ml 房水后,注入药液 0.1～0.2 ml。慢慢取出针头,用消毒棉球压迫进针外片刻,涂眼膏加眼垫包扎。玻璃体腔内注射的方法,在局麻下进行,开睑和固定眼球后,在颞侧巩缘后 4～5 mm 相当睫状体扁平部,用一次性细长注射针头于垂直于眼球壁刺入,指向眼球中心,深1.0～1.5 cm,吸出玻璃体 0.2～0.4 ml 后,徐徐注入同量药液,取出针头,用消毒棉球压迫进针外片刻。眼球内注射有较大危险性,应慎重选择使用,注入药物也不可过大,否则会引起其他并发症。

二、眼科常用治疗操作技巧

(一)剪睫毛

内眼手术,为了不影响手术操作及污染术区,常规行术前备皮,剪睫毛。具体操作方法:患者取坐位或仰卧位,坐位时头靠在检查椅背部,操作者左手拇指向上轻拉上睑,其余四指固定在患者前额部,嘱患者睁眼向下看,眼睑放松,右手指小弯剪刀,刀刃上涂适量眼膏,沿着睫毛根部轻轻剪去睫毛,剪下的睫毛恰好粘到眼膏上,防止睫毛掉入眼中产生刺激症状。用棉球擦去剪下的睫毛,再次在刀刃上涂眼膏,持续操作,到剪净为止。然后左手拇指下拉下睑。同法剪去下睑睫毛。

注意事项:向患者解释剪睫毛的目的及睫毛的再生长能力,减轻心理负担。剪睫毛要一次性剪到位,禁忌重复修剪,使睫毛碎屑落入眼内,擦伤角膜。动作要轻,防止剪伤睑缘,剪刀尽量避开瞳孔,减少刺激,减轻紧张心理。

(二)结膜囊冲洗(洗眼)

结膜是一层薄而透明的黏膜,覆盖在眼睑内面和部分眼球的表面。按其解剖部位分为睑结膜、球结膜及穹隆结膜三部分。睑结膜黏附于眼睑内面,覆盖于结膜表面者称为球结膜,上下睑结膜向球结膜过渡的部分称为穹隆结膜。由结膜形成的囊装间隙称为结膜囊。

1. 冲洗结膜囊　冲洗结膜囊是为了清除结膜囊异物,大量脓性分泌物、

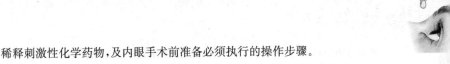

稀释刺激性化学药物,及内眼手术前准备必须执行的操作步骤。

2. 冲洗结膜囊方法　患者取坐位或仰卧位,头稍后仰,并倾向清洗侧,一手持受水器,凹面紧贴颊部或颞部。操作者用手指牵开眼睑,另一手持洗眼壶,先以少量冲洗液冲洗眼睑皮肤,再冲洗结膜囊。冲洗过程中嘱患者向各方向转动眼球,同时操作者不断牵动眼睑或翻转上睑,充分冲洗各部结膜。冲洗后,用干棉球擦干眼部皮肤,取下受水器,倒掉污水,洗净后放入消毒液中浸泡备用。

冲洗结膜囊时,下睑结膜及球结膜及下穹隆结膜便于冲洗。只以左或右手示指轻轻地往下牵引下睑,同时嘱患者尽量要向上看,下睑结膜、下穹隆结膜可以完全暴露便于操作。而上睑结膜,上穹隆冲洗需翻转上睑。

翻转上睑有两种方法:一种是双手法,即以左手拇指和示指捏住上睑中央靠近睑缘部皮肤,向前下方牵引,同时嘱咐患者向下看,以右手示指放在睑板的上缘之眉下凹处,当牵引睑缘向前上翻转时,右手指向下压迫睑板上缘,上睑就能翻转,如果右手指不能翻转上睑,可以用玻璃棍或探针代替右手示指,则易于翻转。另一种方法是单手法,先嘱患者向下看,用一手的示指放在上睑眼窝处,拇指放在睑缘中央稍上方的睑板前面,用两手指捏住此处眼睑皮肤,将眼睑向前牵引,当示指轻轻下压,同时拇指将皮肤往上捻卷时,上睑就可以被翻转。

冲洗时,壶嘴不可触及病变部位以防分泌物污染。冲洗液不可直接冲击角膜。有眼球穿通伤及角膜溃疡者不宜冲洗,以免异物、细菌冲入眼内。化学烧伤者,应大量反复冲洗,宜采用输液瓶作冲洗。不合作者,可酌情先滴表面麻醉剂后再做冲洗。

（三）泪道冲洗

泪道冲洗是检查泪道是否通畅,判断泪道阻塞部位的简单而有效的方法。同时对有慢性泪囊炎而局部或全身条件不宜手术者,可借泪道冲洗并注入抗生素,暂保持泪囊清洁。另外,内眼手术前,患者取坐位或仰卧位,患眼泪点外滴表面麻醉剂或将丁卡因棉签置于患眼上、下泪点之间,闭眼 3 分钟。嘱病人向上看,操作者用一手拇指将下睑轻微外翻,用钝冲洗针头先垂直进入泪点 1~2 mm,然后转至水平方向,向鼻侧逐渐插入一段距离,轻轻推注药物或生理盐水,通畅后,注入药物或生理盐水自后鼻孔进入口腔。若冲洗液不能进入鼻腔而从上泪点回流,说明泪总管以下有阻塞,若冲洗液从下泪小管本身回流,则阻塞位于此泪小管上下泪小管本身或泪囊处,若冲洗回流液中有脓液或黏液,表示泪囊有炎症,此时冲洗者可用指头压迫泪囊区,及清洗泪囊使泪道的脓液完全冲洗掉。如冲洗针头进入泪道困难，应先用泪管扩张器扩大泪小管后再进行冲洗。冲洗液常用生理盐水。

冲洗时如发生下睑肿胀，说明发生假道。如下泪点闭锁可由上泪点冲洗。此外，不要过多反复冲洗，以防造成黏膜损伤形成粘连引起泪小管阻塞。

（四）泪道探通术

泪道探通可准确判断泪道阻塞的部位及性质。同时可采用泪道扩张术来治疗早期泪道阻塞和先天性鼻泪管阻塞。

方法：在应用泪道探通探针时，先选择合适的直径，太细易造成假道，太粗会引起泪道的创伤。患者取坐位或仰卧位，泪点部位用表面麻醉或加局部浸润麻醉，同时患侧鼻腔内填塞丁卡因棉片。探针一般从下泪点进入，先用泪点扩张器扩大泪点，探针涂以抗生素眼膏，垂直进入泪点 1～2 mm，转到水平位，向鼻侧缓缓深入，同时用拇指向颞侧牵引下睑皮肤，避免泪小管黏膜皱褶，当探针接触泪囊窝骨壁时再旋转 90°，向下并稍向后、向外缓缓进入鼻泪管，必要再注入丁卡因再探。探针推进过程中遇到任何阻力时，必须把探针退出少许，略改方向再探，直至确定已达阻塞部位为止。操作中动作轻柔，以避免损伤泪道黏膜或造成假道。急性炎症和泪囊有大量分泌物时不应探通。

（五）眼部按摩

眼部按摩是一种非常有用的辅助治疗方法，本方法可改善局部血液循环，促进局部药物吸收，增加药物疗效。抗青光眼术后适当而合理的按摩，可维持和促进滤过泡通畅，利于降低眼压。

眼局部按摩的方法很多，眼球按摩法：嘱患者向上注视，操作者用示指或中指在患者下睑由下向上做环形按摩，动作要轻，向上时可稍加用力，每次3～5 分钟，此法用于抗青光眼术后眼压增高者。角膜按摩法：按摩前结膜囊内涂以汞剂眼膏，嘱患者闭眼，操作者用玻璃棒或右手示指尖略蘸凡士林或一些眼膏后，在上睑皮肤上做往复水平或环形揉动，时间不少于 5 分钟。治疗睑缘炎时，为使药物与皮肤、毛囊充分接触也可辅以按摩。首先清除鳞屑、痂皮，溃疡性睑缘炎应拔除脓疱下的睫毛，用生理盐水或其他药液清洗睑缘，然后涂布黄降汞、抗生素或磺胺眼膏，用玻璃棒轻轻按摩睑缘，每日 2～3 次，直至痊愈。

（六）眼部热敷

眼部热敷是眼科常用的一种治疗方法。适用于眼睑、泪囊及眼球前部急性炎症和非新前房积血。热敷可使局部组织充血，因而增进局部血液循环及营养，促使炎性消退。此外还有解痉、止痛等作用。

眼部热敷方法很多。一种是湿热敷法,是利用温水或水蒸汽渗透纱布,直接作用于病变部位的一种治疗方法。具体方法是:气热法,用杯子或小热水瓶内盛开水,杯口或瓶口蒙上消毒纱布,在杯口或瓶口与患眼之间,用双手围成筒状,使热气集中于眼部,双眼睁开,水不宜灌满,水凉可更换,每次熏气 15～20 分钟,每日 3 次。湿热法,把折叠成 7～8 cm^2 大小的多层纱布块或棉垫或小方毛巾折叠为方块,经煮沸后夹出稍加拧干至温度在 50℃ 左右,敷于患眼眼睑皮肤上,在其上方再覆盖一块干净的厚棉垫,患者自己扶持并保温。每次热敷时间应根据具体情况而定,一般 10～20 分钟。另外,还有一种干热敷法,患眼外垫 2～3 层无菌纱布或小方毛巾,即用小热水袋或玻璃瓶装的 60℃ 左右热水,置于眼睑上。热敷前,在眼睑及附近皮肤涂少许凡士林或消炎眼膏以保护皮肤。干、湿热敷时应闭眼,若角膜及虹膜疾患者可睁眼行气热敷法。热敷完毕,迅速擦去油脂,盖以眼垫,以免骤然受凉。因热敷导致血管扩张、血流加速,所以有出血倾向、急性闭角型青光眼、病灶已化脓、急性结膜炎及眼睑皮肤湿疹者不宜热敷。

(七)眼部冷敷法

眼部冷敷是眼科的一种治疗方法之一。适用于眼睑或其他组织因外伤出血或急性炎症眼痛剧烈者。冷敷可使局部血管收缩,血流减慢,减少出血。此外还有解痉止痛作用。

具体:将无菌纱布置入冰块或冷水中致冷,拧干,覆于已盖有消毒纱布的眼部,时间一般为 20 分钟左右,每日 2～3 次。冷敷前,眼睑及其周围皮肤涂以少许凡士林或消炎眼膏以保护皮肤。角膜溃疡,虹膜睫状体炎者不宜冷敷。

(八)角膜异物取出

角膜异物不仅可引起眼部刺激症状,如处理不当,还容易引起角膜感染等严重并发症。因此,一旦发现角膜异物,不管部位、大小性质如何,都必须及时取出异物。由于角膜异物性质、深浅部位不同,处理方法要不尽相同。一般情况下,角膜异物去除可在表面麻醉下进行,必要时须做球后麻醉。

具体方法,滴 0.5％～1.0％的丁卡因 2～3 次。必要时用生理盐水冲洗结膜囊。用手指或开睑器分开眼睑,嘱咐患者注视一固定方向用生理盐水棉签轻轻拭去角膜异物,然后滴抗生素滴眼液。切忌不用力涂擦。若异物嵌于角膜浅层棉签揩拭不能除去者,可用消毒异物针或一次性注射针头由下向上剔除异物,如有铁锈环可尽量一并除净,但不可过分,操作应在放大镜或裂隙灯下进行,以免残留异物或过多损伤正常角膜组织。仔细检查异物已取除干净后,结膜囊滴抗生素眼液或眼膏,加盖眼垫。必要时结膜下注射抗生素。角膜深层异物,对木刺类植物异物可用镊子夹出或用针头剔出,钢铁异物可用磁铁吸出。必要时切开浅角膜。对极小的玻璃屑、火药,如角膜无反应,可观察,不可强取。多发粉末异物可分期多次取出突出角膜面者。深层异物的取出,估计用一般方法很难去除时,应做好常规手术在手术室进行。按异物的性质、位置等情况设计方案,确定手术方法。

(九)角膜溃疡化学烧灼法

角膜溃疡是致病因子侵袭角膜,因致病菌的侵袭力和产生毒素不同,引起炎症反应的严重程度也不同,致使坏死的角膜上皮和基质脱落形成角膜溃疡。在治疗过程中遵照角膜炎的治疗原则:积极控制感染,减轻炎症反应,促进溃疡愈合,减少瘢痕形成。临床上对于顽固性角膜溃疡,采用一种辅助治疗:角膜溃疡化学烧灼法。就是用某些收敛腐蚀性药物涂于角膜溃疡处,可使局部坏死组织脱落,消毒杀菌,同时可促进再生。

烧灼法具体操作:无菌注射器抽吸麻醉剂 $0.5\%\sim1.0\%$ 丁卡因,滴入患眼结膜囊内 $1\sim2$ 滴,$2\sim3$ 次后,冲洗和除去分泌物及坏死组织,匐行性角膜溃疡要剪去其边缘。检查需要烧灼的病变范围。用手或开睑器,轻轻分开眼睑,嘱咐患者注视一目标,勿转动眼球或挤眼,用干棉签吸净溃疡面的水分,擦干溃疡面,然后用细棉签蘸少量 $20\%\sim30\%$ 三氯醋酸、乙醚、$3\%\sim5\%$ 碘酊、90% 乙醇、$5\%\sim20\%$ 硝酸银、$3\%\sim6.6\%$ 碳酸等收敛腐蚀剂涂于溃疡处,立即用生理盐水充分冲洗烧灼处,遵医嘱滴抗生素滴眼液、散瞳剂及其他药物,加眼垫或压迫绷带。

烧灼前嘱患者眼球固视,必要时用固定镊子或棉签固定眼球。必须保持溃疡面干燥,准确烧灼病变部位,切忌过分烧灼,避免损伤正常角膜及健康组织。操作时动作要轻,手不要加压于眼球。

(十)电解倒睫术

正常情况下,上睑睫毛向外下,下睑睫毛向外上,且微弯,睫毛不触及眼球。当睫毛位置异常出现向后生长或睫毛不规则生长时,对角膜均产生刺激症状,甚至造成损伤。眼常表现有疼痛、流泪和持续异物感。倒睫的程度有很大不同,数量多少不一,少则仅 $1\sim2$ 根,多者可部分或全部倒向后方摩擦角膜。除积极治疗原发病外,对于少数倒生的睫毛拔除后再生长,而且再行生长的睫毛刺激症状更加明显者,为了防止其拔除后再生,最彻底的治疗方法是采用电解睫毛毛囊来破坏倒睫睫毛毛囊,然后再拔除睫毛,以防止其再生。

电解毛囊具体操作方法:用 75% 乙醇消毒睑缘皮肤,在倒睫毛囊附近皮下注射少许麻药,用电解器阳极垫温盐水棉片或棉球,置于患者面部皮肤上,将阴极针沿睫毛方向刺入毛囊根部约 2 mm 深，通电 10～15 秒，可见有白色泡沫从毛囊根部冒出，拔出电解针，然后用拔毛镊子轻轻拔出睫毛。如果电解后睫毛仍不易拔出，说明毛囊没有被破坏，应换方向刺入毛囊再行电解。术后涂抗生素眼膏。

本方法可用于拔除散在的不伴睑内翻的倒睫，不适于成束成排的多数倒睫。倒睫的睫毛较多成分并有眼睑内翻者，则应手术矫正眼睑位置，从而使倒睫的睫毛离开。

（十一）取结膜结石

结膜结石是在睑睑膜表面出现的黄白色凝结物。质硬，多少不定，大小不一，可单发，也可群集成簇，结石由结膜腺管内或结膜上皮凹陷内脱落的上皮细胞凝固而成。常见于沙眼慢性结膜炎患者或老年人。患者一般无自觉症状，不需治疗。如结石突出于结膜表面引起异物感，导致角膜擦伤，可在表面麻醉下用异物针或尖刀剔除。

具体方法：以无菌注射器抽吸表面麻醉剂 0.5％～1.0％丁卡因，滴入结膜囊内 1～2 滴，2～3 次后，在裂隙灯下用异物针或一次性针头通过结膜直接将结石剔除，然后滴抗生素眼液，加眼垫包扎。

（十二）荧光眼底血管造影

荧光眼底血管造影是一项新的眼科特殊检查方法。基本原理是将荧光素物质快速注入静脉，荧光素将随循环而进入眼内血管系统，发出荧光，利用装有特殊的滤光片组合的眼底照相机，真实地将眼底血管及相关组织的荧光情况拍照记录，用于观察视网膜循环动态变化及其他与之有关的病理改变。

1. 药物准备　荧光素钠，常用浓度 10％～20％。如用 10％ 荧光素钠可每次用前静脉注射 5～10 ml，如用 20％浓度则每次注射 2.5～5 ml，注射速度一般以 2～4 秒注射完毕较好。

荧光素钠副作用很小，发生率为 0.6％，一般表现为注射荧光素后 20～30 秒有一过性恶心、眩晕、偶有呕吐反应，但很快消失，严重的副作用少见，表现为过敏反应，荨麻疹、瘙痒、血管神经性水肿、支气管痉挛、哮喘等。罕见的副作用如心肌梗死、心脏停搏、呼吸停止，偶有荧光素造影而死者。所以造影前准备好各种急救用品，如肾上腺素、氨茶碱、氢化可的松、抗组胺药、氧气等。注射后数分钟皮肤黄染，6～12 小时后逐渐消退。荧光素通过肝脏肾脏排出，小便明显黄色，以后逐渐变淡，可持续24～36小时。

2. 操作方法

（1）详细询问病史，特别是有无过敏史。对有高血压、心脑血管病、肝、肾功能损坏者,应暂缓进行检查,待病情控制后再考虑检查。

(2)造影前检查视力,眼前部和眼底。

(3)0.5%托品酰胺或2%后马托品散瞳。

(4)造影前15分钟以内注射甲氧氯普胺10 mg或30分钟前口服甲氧氯普胺8 mg预防恶心。

(5)向病人解释操作步骤及注意事项,解除思想顾虑,取得病人配合。

3. 操作步骤

(1)嘱患者舒适地坐在照相机前,固定好头部。于注射荧光素钠前先照一张或几张无赤光黑白片或彩色片,以及插入滤光片后的对比照片。

(2)抽取10%荧光素钠0.1 ml加入生理盐水10 ml稀释后,选择正中静脉缓慢注入,约1分钟注射完毕,如果无反应,即可快速注射10%荧光素钠5 ml,5分钟内注射完毕。

(3)开始注射荧光素钠同时打开计时器,10~15秒后操作者开始拍照或观察到血管即将充盈时开始拍照,每秒1~2张。静脉充盈后,可停止连续拍摄,改成选择性拍片,间隔时间由操作者根据病变显影情况而定,如2分钟、5分钟拍一次。

(4)造影时一旦出现异常反应,如恶心、呕吐可稍作休息,嘱病人深呼吸,症状缓解后可继续拍照。呕吐严重伴眩晕,应终止拍摄,卧床休息,并给予相应处理,如有呼吸道反应,应注意保持呼吸道通畅,吸氧。肌注抗组胺药物及应用激素,密切观察病情变化。如果出现休克,立即卧床,积极进行抢救。

(5)拍片完毕,病人如无不适反应,解释荧光素钠的代谢特点:皮肤黄染,小便黄色,持续24~36小时后可消失。休息半小时后可以离去。

(十三)冲洗结膜囊

结膜是一层薄而透明的黏膜,覆盖在眼睑内面和部分眼球的表面。按其解剖部位分为睑结膜、球结膜及穹隆结膜三部分。睑结膜黏附于眼睑内面,覆盖于结膜表面者称为球结膜,上下睑结膜向球结膜过渡的部分称为穹隆结膜。由结膜形成的囊状间隙称为结膜囊。

冲洗结膜囊时,下睑结膜及球结膜及下穹隆结膜便于冲洗。只以左或右手示指轻轻地往下牵引下睑,同时嘱患者尽量要向上看,下睑结膜、下穹隆结膜可以完全暴露便于操作。而上睑结膜,上穹隆冲洗需翻转上睑。

翻转上睑有两种方法:一种是双手法,即以左手拇指和示指捏住上睑中央靠近睑缘部皮肤,向前下方牵引,同时嘱咐患者向下看,以右手示指放在睑板的上缘之眉下凹处,当牵引睑缘向前上翻转时,右手指向下压迫睑板上缘,上睑就能翻转,如果右手指不能翻转上睑,可以用玻璃棍或探针代替右手示指,则易于翻转。另一种方法是单手法,先嘱患者向下看,用一手的示指放在上睑眼窝处,拇指放在睑缘中央稍上方的睑板前面,用两手指捏住此处眼睑皮肤,将眼睑向前牵引,当示指轻轻下压,同时拇指将皮肤往上捻卷时,上睑就可以被翻转。

(十四) 眼部遮盖

眼部遮盖是眼科临床常用的眼保护性措施之一。其主要目的是保护患眼,避免外界刺激及防止感染,使眼安静休息。如眼外伤、手术、角膜溃疡、暴露性角膜炎等,均需对患眼进行遮盖。仅为避免强光刺激,防止干燥,避免机械伤害或限制眼球运动,可选择各种眼罩、眼盾和眼镜,用于眼部遮盖的眼垫及眼罩,由多层纱布或棉垫制成,正确放置垫的方法,是在清洗眼部和涂眼膏后覆盖眼垫,用两条胶布平行地由鼻上斜向额下固定于眼眶缘外皮肤上,或用四头带。或用布满小圆孔的塑胶片眼罩固定眼垫。

眼盾为固定眼垫和保护眼球之用,可避免外界碰撞或本人无意中触摸眼引起不必要的麻烦。常用的眼盾为熟铝压制的多空铝罩,椭圆型壳状,多用于内眼术后。用胶布固定于眶缘部。拆线后去除眼垫,仍可继续使用铝罩至手术眼创口牢固愈合。遮光眼镜是用来遮避外界有害和刺激光线的。也可以保护患眼,便于病人尽早户外活动。一般为避免强光眩目可戴中性灰色或茶色眼镜,如果眼底有病,特别是视网膜炎症,最好戴用蓝色滤光镜片,但可影响视敏度,针孔眼睛用于视网膜脱落病人,以减少患眼转动。

加压包扎是一种特殊的眼部遮盖方法,用于较重的眼外伤和手术后,目的是防止感染、保护伤口、止血及减少并发症等。如角巩膜穿通透破裂伤,眼内容物脱出眶内容或眼球摘除后,以及眼钝挫伤引起的眼睑血肿、气肿、球后出血等。用绷带固定较牢固,缠绷带前需涂眼膏,可单眼或双眼缠绷带。单眼绷带缠绕法是由患侧耳上开始,水平缠绕住前额,对侧耳上枕部,回到患侧耳上,经水平缠作为固定。然后经健侧耳上向后经枕部向前,绕过患侧耳下引向前上方,经患眼至健侧耳上。此时如前所述做双耳上方水平缠绕一圈,遂即再绕枕部。患侧耳下,患眼至健侧耳上,反复缠绕层层相叠,最后以双耳上方缠绕数周固定。绷带末端用粘膏固定。双眼绷带缠绕法则是由右侧耳上开始,向左经前额。枕部水平缠绕几周为固定。然后经枕部出右耳下向前斜经右眼至左耳上,向后经枕部出右耳上向前下斜经左眼绕过左耳下一周,向后经枕部至右耳上,此时双眼均已被绷带包绕。同前方法水平固定,再包绕右、左两眼,多次反复。最后水平缠绕数周固定。绷带末端用粘膏固定。

　　（十五）眼压的测量方法

　　眼压是眼内压的简称，是眼内容物对眼球壁所产生的压力。眼压测量是青光眼诊断和治疗中不可少的检查手段。测量方法是以间接的方式测量眼压，分指测法和眼压计测量法。

　　1. 指测法　指测法是用手指轻轻压迫眼球，通过感觉判断眼压的一种方法。虽不能十分准确，但取得经验后，是非常有意义的。临床上可决定是否对患者要进行眼压计测量，就取决于指测法的结果。

　　具体检测方法：嘱患者轻闭双眼，尽量向下看，检查者将两手的中指、无名指、小指支撑在患者的前额部，双手示指并列放在患者眼睑皮肤上，两指交替对眼球施压，当一指压迫眼球时，另一指即可感到波动感，借指尖感觉眼球波动的抵抗力，以估计眼球的软硬度，可大致估计眼压高低。

　　2. 压陷式眼压计测量法

　　（1）在眼压计试板上测试指针是否指向零，指针灵活与否。用乙醇棉球或乙醚消毒眼压计足板后，用干棉球擦干，使乙醇完全挥发后方可使用，以免刺激角膜。

　　（2）结膜囊内滴 0.5% 丁卡因每 2～3 分钟 1 次，共滴 2～3 次，直到病人角膜刺激症状完全消失，双眼可以自然睁开时方可进行测量。

　　（3）患者低枕仰卧于床上，睁开双眼，完全放松，向上注视某一目标或自己手指，使角膜正好位于水平正中位。

　　（4）操作者右手持眼压计，左手拇指和示指轻轻分开上下睑，分别固定于上、下睑缘，不可加压于眼球。然后将眼压计垂直地轻轻放置于角膜中央，以足板与角膜密切接触，轻轻放下砝码托架，避免对眼压计施加任何压力，同时观察眼压计指针刻度，迅速重复测量 2～3 次。测眼压顺序为先右后左。

　　（5）开始用 5.5 g 砝码测量，眼压计指针所指刻度在 3～7 范围内为宜。<3 或>7 时，应更换砝码。

　　（6）测量完毕，滴眼液滴眼，并嘱咐患者勿揉擦眼球，以免擦伤角膜。

　　（7）用乙醇棉球立即将眼压计足板消毒，放置盒内，砝码放回原处。

　　（8）将所测结果用分数记录法，砝码为分子，读数为分母，测出的数值查眼压换算表得出实际眼压。正常值为 10～21。

　　（9）注意事项：眼压计勿接触睫毛，防眨眼影响测量值。

　　检查时，操作者的两手不可妨碍患者固视眼注视目标。

　　患者注视目标应适宜，过远过近都会影响测量值。

　　患者需睁大双眼，用力闭眼使眼压比实际高。

眼压测量次数不宜太多,连续测量不超过 3 次,眼压计放置在角膜上不宜太久,一般在 2～4 秒钟完成测量,否则易导致角膜擦伤。

眼压计保持垂直,持柄套管不要过低,避免影响测量值。

有角膜炎、角膜溃疡、角膜瘢痕、翼状胬肉、角膜上皮脱落、角膜化学烧伤、眼球穿透伤者均不宜采取此法测眼压。

3. 压平眼压计测量法

(1) 表面麻醉同压陷式眼压计测量法。

(2) 患眼结膜囊内滴 0.5％荧光素液或将消毒荧光素钠纸置于结膜囊内,用棉签吸去过多的药液。

(3) 患者坐于裂隙灯前,取常规裂隙灯检查位,将头置于额架上不动,将装有压平眼压计装置的裂隙灯至合适的高度,照明光与显微镜之间的角度调整为 45°～60°夹角。裂隙灯照明灯光前加钴篮过滤光片,开启光源,光照强度调至最强。裂隙灯开至最大。

(4) 嘱患者双眼自然睁开,正视前方,眼球勿动,检查者测压头对准角膜正中,缓缓推动裂隙灯向患眼使测压头正好接触角膜中央,但不令其触及睫毛。

(5) 此时,通过裂隙灯观察镜可看到两个相对且相互分离的荧光素环,继而轻轻推动调整旋钮,同时观察半环宽窄均匀,半环大小要相等,位置对称,并位于视野中央。继续调整加压旋钮,当两个半环逐渐增大,两个半环界内恰好相切时,停止调整旋钮。此时旋钮上的刻度数(以克为单位)乘以 10,即为测得的眼内压的 mmHg 数值,再乘以换算系数 0.133,即为眼压的 kPa 数。

(6) 测压完毕,滴抗生素滴眼液。

(7) 注意事项

①角膜表面的染色测液多时,应及时吸除。

②测量时可重复测三次,取其平均值。若三次之间相差较大,则说明测量不准,应寻找原因。

③测压头用肥皂水清洗后再用生理盐水冲洗,干燥后放回原处。

④记录时应标以 Goldmanmm 压平计所测值。

4. 非接触眼压计测量法

非接触眼压计测量法,是一种仪器不直接接触眼球而进行眼压测量的方法。优点是不用麻醉,仪器不与角膜接触,简便、快捷、基本准确等。可分为手持式和固定式,两种仪器作用原理相同。

具体方法:

(1) 患者取坐位,正视前方,调整患者头位,使其角膜位于观察镜视区内,嘱患者注视红点(固视灯)。

(2) 检查者通过目镜确认角膜位置无误后,启动按钮,就可见显示屏上有读数显出。

(3) 此种方法易受各种条件的干扰,而使测量结果产生误差,如眼球转动合眼等。为使检测结果准确,应连续测量三次,取其平均值。

附录六:常用眼科网站

1. 中国眼网 http://www.eyenet.com.cn
2. 中华眼科在线 http://www.cnophol.com
3. 中国东南眼科网 http://www.chinasee.com.cn
4. 中华眼科网 http://www.gaishanshili.com
5. 东南眼科 http://www.njsee.com/

主要参考文献

[1] 张英,魏文斌. 干眼与细胞凋亡. 眼科,2004,13(2):113—115

[2] 刘祖国,杨文照. 干眼的发病机制[J]. 眼科,2005(5):342—345

[3] 带你认识睑板腺和睑板腺功能障碍. http://test. xm2009. com/wwzz/xm-gyw/news. asp? aid=406

[4] 关国华. 中医眼科诊疗学. 上海:上海中医学院出版社,2002

[5] 廖品正. 中医眼科学(供中医专业用). 上海:上海科技出版社,1986

[6] 沈爱明. 一指禅推法配合火龙疗法治疗水液缺乏性干眼的临床观察[D]. 南京:南京中医药大学,2014

[7] 肖启国,刘祖国,张梅,张志红,姚勇,蒋爱华. 强力霉素滴眼液对兔蒸发过强型干眼疗效的评价. 食品与药品,2006,8(5A):55—58

[8] 李彬,陈小虎,赵媛,陈向晖,白煜,赖凤鸣. 抗炎治疗干眼的疗效观察. 中国实用眼科杂志,2014,32(11):1374—1377

[9] 陆岩,葛银屏,夏丽坤等. 维生素 A 棕榈酸酯眼用凝胶预防及治疗 LASIK 术后干眼[J]. 实用药物与临床,2012,15(12):810—812

[10] 邱晓顿,龚岚,陈敏洁. 维生素 A 棕榈酸酯对兔机械性角膜上皮损伤愈合及结膜杯状细胞的作用研究[J]. 中华眼科杂志,2010,46(2):151—160

[11] 帕尔扎提·吐尔地,王艳春. 重组人表皮生长因子衍生物滴眼剂在治疗干眼中的应用. 国际眼科杂志,2015,15(1):117—119

[12] 王雪,张莉,郁琦. 性激素水平变化与干眼. 眼科,2008,17(3):154—156

[13] 明春平,史伟云,李曼等. 部分永久性睑缘缝合术治疗持续性角膜上皮缺损 27 例. 眼科新进展,2008,28(6):449—451

[14] 罗顺荣,邹留河,闫超等. 自体唇腺移植治疗重症干眼. 中华眼科杂志,2013,49(1):22—26

[15] 赵慧,刘祖国,肖辛野等. 非加热型湿房镜治疗干眼的临床疗效[J]. 中华眼视光学与视觉科学杂志,2014,16(9):517—521

[16] 龚佳怡. 人工泪液治疗干眼的新进展[J]. 山西医药杂志,2014,43(17):2028—2030

[17] 邹留河,吴珺. 自体颌下腺移植术治疗重症角结膜干燥症. 眼科,2008,17(3):145—147

[18] 卢争鸣,纪虹,岳聪. 复方血栓通胶囊治疗老年干眼 32 例疗效观察[J].

广东医学,2008,29(11):1914—1915

[19] 陈陆泉.雷火灸及眼周穴位按摩治疗泪液缺乏型干眼的临床研究.北京：北京中医药大学,2009

[20] 黄永,雷龙鸣.推拿治疗视频终端综合征 50 例临床观察.河北中医,2014,36(1):87—88

[21] 徐兴华,方晓丽."温通针法"针刺风池穴为主治疗干眼的临床研究.中国针灸,2012,32(3)

[22] 魏立新,朱兵,杨威.干眼的针灸治疗思路[J].中国中医药信息杂志,2010,17(2):88—89

[23] 仇山波,夏有兵,程洁等.针灸治疗干眼的临床与机制研究进展[J].中国中医眼科杂志,2014(6)

[24] 楼尧勇,许曙,杨洁文.中药离子导入法为主治疗干眼伴颈椎病 216 例[J].浙江中医杂志,2009,44(3):212—213

[25] 侯曙红.穴位按摩治疗视疲劳干眼 200 例报告[J].山东医药,2004,44(18):69—70

[26] 郭晟,金玲,王梅素.中药湿热敷治疗 LASIK 术后干眼 86 例[J].广西中医药,2013,36(1):35

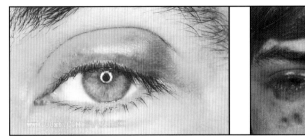
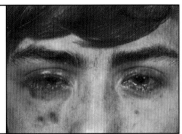

彩图1-2　睑缘炎

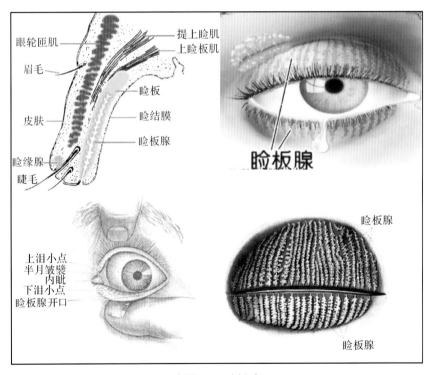

彩图2-1　睑板腺

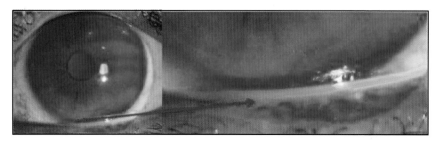

彩图2-4　泪河

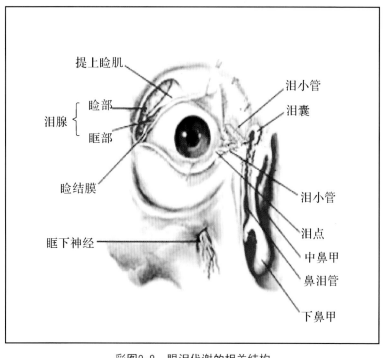

提上睑肌

泪腺 {睑部
　　　眶部

睑结膜

眶下神经

泪小管

泪囊

泪小管

泪点

中鼻甲

鼻泪管

下鼻甲

彩图2-8　眼泪代谢的相关结构

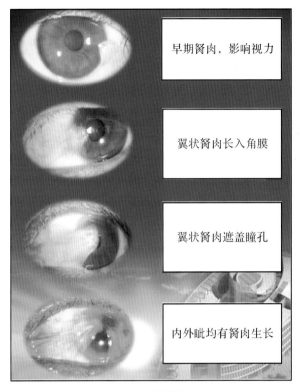

早期胬肉，影响视力

翼状胬肉长入角膜

翼状胬肉遮盖瞳孔

内外眦均有胬肉生长

彩图3-1　翼状胬肉

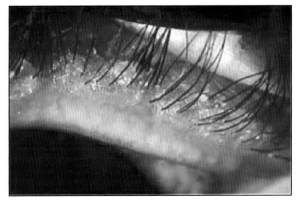

彩图4-3　鳞屑性睑缘炎

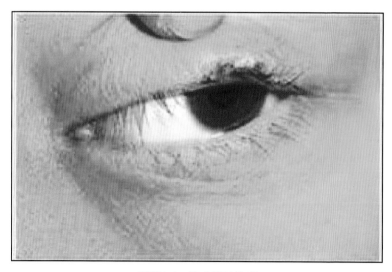

彩图4-4　溃疡性睑缘炎

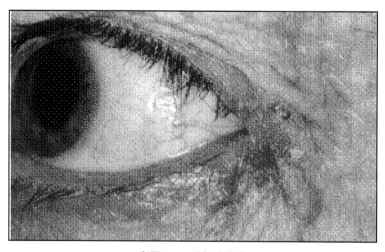

彩图4-5　眦部睑缘炎

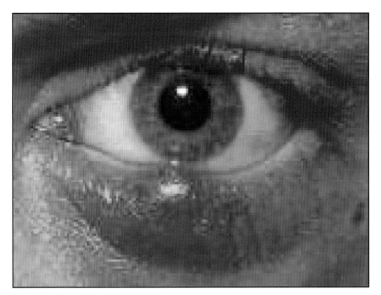

彩图4-6　睑板腺囊肿

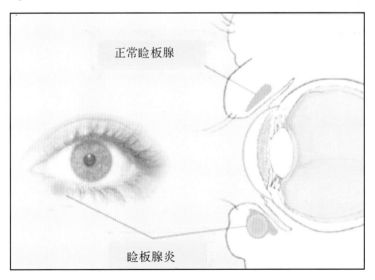

正常睑板腺

睑板腺炎

彩图4-7　睑腺炎

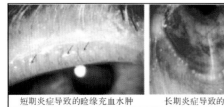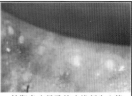

短期炎症导致的睑缘充血水肿　　　长期炎症导致的睑缘瘢痕化　　　长期炎症导致的睑缘新生血管

彩图4-8　炎症时间对睑缘的影响

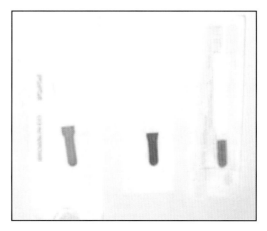

彩图6-3　染色剂

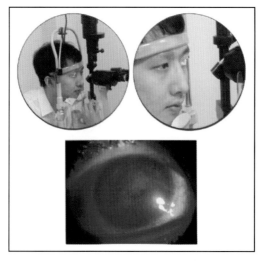

彩图6-4　荧光素染色

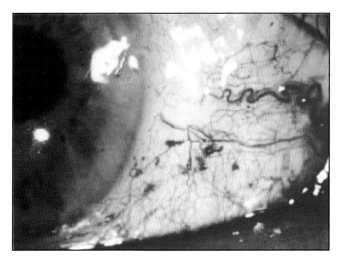

彩图6-5　虎红染色

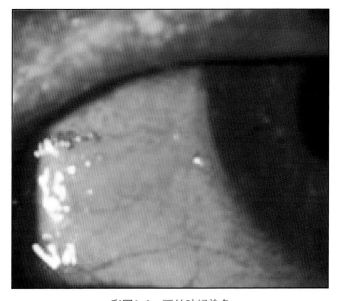

彩图6-6　丽丝胺绿染色

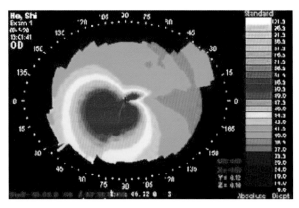

彩图6-8 角膜地形图

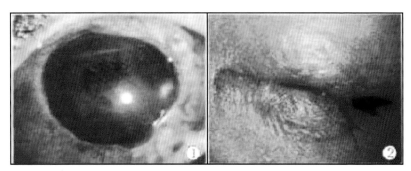

彩图7-9① 部分永久性睑缘缝合术后　彩图7-9② 部分永久性睑缘缝合术后
6个月，眼睑已剪开，角　　　　　　2个月，眼睑切口愈合良好
膜上皮愈合

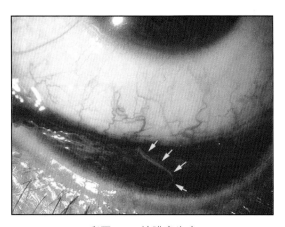

彩图9-3 结膜寄生虫